Alonso Romo Romo

Nutrición y COVID-19

BARKER & JULES®

BARKER & JULES®

Nutrición y COVID-19

Edición: Barker and Jules™
Diseño de Portada: Barker & Jules Books™
Diseño de Interiores: María Elisa Almanza | Barker & Jules Books™

Primera edición - 2021

I.S.B.N. | 978-1-64789-442-9
I.S.B.N. eBook | 978-1-64789-443-6

BARKER & JULES, LLC
2248 Meridian Blvd. Ste. H, Minden, NV 89423
barkerandjules.com

Alonso Romo Romo

Licenciado en Nutrición
Maestro en Epidemiología Clínica
Candidato a Doctor en Ciencias de la Salud
Educador en Diabetes
Docente de pregrado en el Instituto Tecnológico y de Estudios Superiores de Monterrey y de posgrado en la Universidad Nacional Autónoma de México, Universidad La Salle y Universidad del Valle de México
Departamento de Endocrinología y Metabolismo de Lípidos, Instituto Nacional de Ciencias Médicas y Nutrición Salvador Zubirán

Colaboradores

Paloma Almeda Valdés
Médico Cirujano
Especialidad en Medicina Interna
Subespecialidad en Endocrinología
Alta Especialidad en Diabetes y Metabolismo
Educadora en Diabetes
Maestra en Ciencias Médicas
Doctora en Ciencias Médicas
Departamento de Endocrinología y Metabolismo de Lípidos, Unidad de Investigación de Enfermedades Metabólicas, Instituto Nacional de Ciencias Médicas y Nutrición Salvador Zubirán

Griselda X. Brito Córdova
Licenciada en Nutrición
Maestra en Ciencias de la Salud
Educadora en Diabetes
Expresidenta de la Sociedad de Nutriología, A.C. (ahora AMENAC) en México
Departamento de Endocrinología y Metabolismo de Lípidos, Instituto Nacional de Ciencias Médicas y Nutrición Salvador Zubirán

Enrique Cervantes Pérez
Médico Cirujano y Partero
Especialidad en Medicina Interna
Especialidad en Nutriología Clínica
Maestro en Administración y Dirección de Servicios de Salud
Servicio de Nutriología Clínica, Instituto Nacional de Ciencias Médicas y Nutrición Salvador Zubirán
Centro Universitario del Norte, Departamento de Bienestar y Desarrollo Sustentable, Universidad de Guadalajara

Iliana Manjarrez Martínez
Licenciada en Nutrición
Diplomado en Trastornos de la Alimentación
Docente de diferentes cursos y diplomados en la Universidad Nacional Autónoma de México y el Instituto Politécnico Nacional
Departamento de Endocrinología y Metabolismo de Lípidos, Instituto Nacional de Ciencias Médicas y Nutrición Salvador Zubirán

Geovana Martin Alemañy
Licenciada en Nutrición
Maestra en Epidemiología Clínica
Candidata a Doctora en Ciencias de la Salud
Miembro de la Global Renal Exercise Network
Servicio de Nefrología, Hospital General de México "Dr. Eduardo Liceaga"
Directora del Área de Nutrición, Médica Santa Carmen

Carlos A. Reyes Torres
Licenciado en Nutrición
Maestro en Nutrición Clínica
Maestro en Epidemiología Clínica
Candidato a Doctor en Ciencias de la Salud
Docente de pregrado en el Instituto Tecnológico y de Estudios Superiores de Monterrey y de posgrado en la Universidad Autónoma del Noreste
Servicio de Nutriología Clínica, Instituto Nacional de Ciencias Médicas y Nutrición Salvador Zubirán

CONTENIDO

CAPÍTULO 1

GENERALIDADES DE LA COVID-19

Paloma Almeda Valdés, Alonso Romo Romo

La enfermedad por coronavirus 2019 (COVID-19) es una patología reciente causada por el coronavirus tipo 2 del síndrome respiratorio agudo grave (SARS-CoV-2), que es un tipo de coronavirus que ocasiona diferentes alteraciones principalmente en el sistema respiratorio (1). La COVID-19 se ha convertido en una pandemia que ha afectado considerablemente a muchos países tanto en contagios como en mortalidad; tal es el caso de Estados Unidos, Brasil, India, México, España, Italia, Rusia, Perú, entre otros (2). Se originó a finales del año 2019 en la ciudad de Wuhan, China en donde se identificaron una serie de casos de neumonía causados por un virus no conocido, el cual posteriormente fue aislado y su genoma secuenciado, denominándose SARS-CoV-2. Posteriormente, empezó su propagación a diferentes países y la Organización Mundial de la Salud (OMS) denominó a la COVID-19, una emergencia de salud pública de carácter internacional. Actualmente se ha expandido mundialmente y ha ocasionado la muerte de cientos de miles de personas. Se cree que el huésped natural de este virus es el murciélago, ya que se ha observado que estos animales normalmente son reservorios de diferentes tipos de coronavirus y que fue a través de algún huésped intermediario aún no determinado que la infección llegó a los humanos (3,4).

La COVID-19 se extiende a través de partículas (gotículas) respiratorias despedidas de la nariz y la boca ante un contacto cercano cara a cara y con una alta y rápida transmisión (5). Tiene un período de incubación de entre 4 y 5 días antes de que se presenten los síntomas caracterizados principalmente por fiebre, tos seca y disnea. Se estima que aproximadamente el 97.5% de los pacientes que desarrollan síntomas por la COVID-19, los presentarán en promedio a los 11.5 días del contagio. Otros síntomas que se han observado en diferentes proporciones de personas contagiadas son cefalea, debilidad generalizada, diarrea, náuseas, vómito y mialgias (6,7). También se han descrito otros síntomas que se presentan de manera inicial y que podrían pasar desapercibidos como la anosmia y ageusia (pérdida de los sentidos del olfato y el gusto, respectivamente) (8).

La transmisión del SARS-CoV-2 de humano a humano ocurre principalmente entre familiares y amigos que se encuentran en contacto cercano con pacientes o portadores en periodo de incubación que pueden llegar a ser asintomáticos (3). Se ha observado que cada persona que adquiere la COVID-19 puede contagiar aproximadamente en promedio de 2.24 [intervalo de confianza del 95% (IC 95%): 1.96-2.55] a 3.58 (IC 95%: 2.89-4.39) personas durante el periodo infeccioso, lo que explica la rápida propagación de la enfermedad en el mundo (9).

La estructura del SARS-CoV-2 consiste en cuatro proteínas estructurales: espiga (S), membrana (M), envoltura (E) y nucleocápside (N). La glucoproteína S que se expresa en la superficie viral se une al receptor de la enzima convertidora de angiotensina II (ACE2) en la superficie de las células de diferentes tejidos en el cuerpo humano para ingresar e iniciar su replicación. El receptor de la ACE2 se expresa principalmente en el pulmón, corazón, íleon, mucosa oral, riñón y vejiga. La alta expresión del receptor de la ACE2 en las células epiteliales pulmonares del espacio alveolar se ha vinculado al daño pulmonar temprano causado por el virus, manifestándose como neumonía con potencial progresión a síndrome de distrés respiratorio agudo con progresión a insuficiencia respiratoria, que representa la principal causa de muerte en estos pacientes (10). En la figura 1-1 se representa la transmisión y fisiopatología de la COVID-19.

Las células epiteliales, los macrófagos alveolares y las células dendríticas son los tres principales responsables de la inmunidad innata de las vías respiratorias. Se ha observado que pacientes con formas graves de COVID-19 presentan linfopenia, especialmente de células T, además de una respuesta inflamatoria con concentraciones elevadas de citocinas inflamatorias incluyendo interleucina (IL)-6, IL-10, factor estimulante de colonias de granulocitos (G-CSF), proteína quimioatrayente de monocitos 1 (MCP1), factor de necrosis tumoral alfa (TNF-α) y proteína inflamatoria de macrófagos (MIP) (6). Estas proteínas atraen monocitos, macrófagos y células T promoviendo aún más inflamación con producción de interferón gamma (INF-γ) por las células T (11). Esta respuesta inflamatoria excesiva se asocia al desarrollo de falla orgánica múltiple, responsable de la muerte en otra proporción importante de pacientes con COVID-19 (10). Algunas de las complicaciones que se han observado en pacientes con COVID-19 son alteraciones en la función cardiaca, cerebral, pulmonar, hepática, renal y del sistema de coagulación; lo que puede llevar al desarrollo de miocarditis, cardiomiopatía, arritmias ventriculares, inestabilidad hemodinámica, eventos cerebrovasculares, encefalitis y eventos tromboembólicos venosos y arteriales (12–14).

Aproximadamente el 5% de los pacientes con COVID-19 y el 20% de los que ingresan a hospitalización, desarrollan síntomas y complicaciones graves que requieren de cuidados intensivos. Hasta el momento, el tratamiento de la COVID-19 incluye medidas generales de soporte vital y el mejor manejo posible cuando se desarrolla insuficiencia respiratoria hipoxémica aguda. Algunos de los fármacos que actualmente se utilizan en estos pacientes y se han asociado con menor mortalidad o mejoras clínicas son la dexametasona y el remdesivir. Sin embargo, aún está en estudio el efecto que otras terapias podrían tener en la COVID-19, como diferentes tratamientos antivirales, agentes inmunomoduladores y anticoagulantes. Adicionalmente, se ha iniciado la vacunación de millones de personas en el mundo y siguen en desarrollo diferentes protocolos para la creación de vacunas efectivas contra el virus SARS-CoV-2 (7,15)due to the novel severe acute respiratory syndrome coronavirus 2 (SARS-CoV-2.

La COVID-19 puede afectar a individuos de todas las edades, aunque se ha observado que los adultos mayores y personas con condiciones médicas preexistentes pueden ser más susceptibles de contraer la infección y desarrollar complicaciones por la enfermedad. La mortalidad de pacientes con COVID-19 hospitalizados se ha estimado del 15 al 20%, incrementándose hasta el 40% en los que ingresan a unidades de cuidados intensivos (UCI). El riesgo de mortalidad también está fuertemente influenciado por la edad, observándose que en los pacientes hospitalizados menores de 40 años es de menos del 5%, mientras que en personas de 70 a 79 años es del 35% y en personas de 80 a 89 años del 60% (7,16)China, causing commotion among the medical community and the rest of the world. This new species of coronavirus has been termed 2019-nCoV and has caused a considerable number of cases of infection and deaths in China and, to a growing degree, beyond China, becoming a worldwide public health emergency. 2019-nCoV has high homology to other pathogenic coronaviruses, such as those originating from bat-related zoonosis (SARS-CoV.

Actualmente la prevención de la COVID-19 se basa en medidas como el distanciamiento físico entre personas, higiene personal (lavado de manos frecuente y con una técnica adecuada, además del uso de desinfectantes a base de alcohol), uso de equipo de protección (cubrebocas, lentes y/o caretas), evitar asistir a lugares públicos concurridos, identificación temprana de síntomas para un diagnóstico oportuno del portador y las personas con las que tuvo contacto. Aunado a esto, actualmente se estudia el impacto que podría tener un estilo de vida saludable (alimentación adecuada, realización de actividad física, salud mental, etc.) en la prevención de la COVID-19, tanto en el riesgo de infección como en el desarrollo de complicaciones (1,2,16).

Referencias

1. Singhal T. A Review of Coronavirus Disease-2019 (COVID-19). Indian J Pediatr. 2020;87(4):281–6.
2. 2. Kumar D, Malviya R, Kumar Sharma P. Corona Virus: A Review of COVID-19. Eurasian J Med Oncol. 2020;4(1):8–25.
3. Guo YR, Cao QD, Hong ZS, Tan YY, Chen SD, Jin HJ, et al. The origin, transmission and clinical therapies on coronavirus disease 2019 (COVID-19) outbreak- A n update on the status. Mil Med Res. 2020;7(1):11.
4. Adhikari SP, Meng S, Wu YJ, Mao YP, Ye RX, Wang QZ, et al. Epidemiology, causes, clinical manifestation and diagnosis, prevention and control of coronavirus disease (COVID-19) during the early outbreak period: A scoping review. Infect Dis Poverty. 2020;9(1):29.
5. Del Rio C, Malani PN. COVID-19 - New Insights on a Rapidly Changing Epidemic. JAMA - J Am Med Assoc. 2020;323(14):1339–40.
6. Yuki K, Fujiogi M, Koutsogiannaki S. COVID-19 pathophysiology: A review. Clin Immunol. 2020;215:108427.

7. Wiersinga WJ, Rhodes A, Cheng AC, Peacock SJ, Prescott HC. Pathophysiology, Transmission, Diagnosis, and Treatment of Coronavirus Disease 2019 (COVID-19): A Review. JAMA - J Am Med Assoc. 2020;32648899.
8. Gautier JF, Ravussin Y. A New Symptom of COVID-19: Loss of Taste and Smell. Obesity. 2020;28(5):848.
9. Zhao S, Lin Q, Ran J, Musa SS, Yang G, Wang W, et al. Preliminary estimation of the basic reproduction number of novel coronavirus (2019-nCoV) in China, from 2019 to 2020: A data-driven analysis in the early phase of the outbreak. Int J Infect Dis. 2020;92:214–7.
10. Zhang B, Zhou X, Qiu Y, Feng F, Feng J, Jia Y, et al. Clinical characteristics of 82 death cases with COVID-19. medRxiv. 2020;2020.02.26.20028191.
11. Tay MZ, Poh CM, Rénia L, MacAry PA, Ng LFP. The trinity of COVID-19: immunity, inflammation and intervention. Nat Rev Immunol. 2020;20(6):363–74.
12. Long B, Brady WJ, Koyfman A, Gottlieb M. Cardiovascular complications in COVID-19. Am J Emerg Med. 2020;38(7):1504–7.
13. Mao L, Jin H, Wang M, Hu Y, Chen S, He Q, et al. Neurologic Manifestations of Hospitalized Patients with Coronavirus Disease 2019 in Wuhan, China. JAMA Neurol. 2020;77(6):1–9.
14. Middeldorp S, Coppens M, van Haaps TF, Foppen M, Vlaar AP, Müller MCA, et al. Incidence of venous thromboembolism in hospitalized patients with COVID-19. J Thromb Haemost. 2020;18(8):1995–2002.

15. Rothan HA, Byrareddy SN. The epidemiology and pathogenesis of coronavirus disease (COVID-19) outbreak. J Autoimmun. 2020;109:102433.
16. Palacios Cruz M, Santos E, Velázquez Cervantes MA, León Juárez M. COVID-19, a worldwide public health emergency. Rev Clin Esp. 2020;32204922.

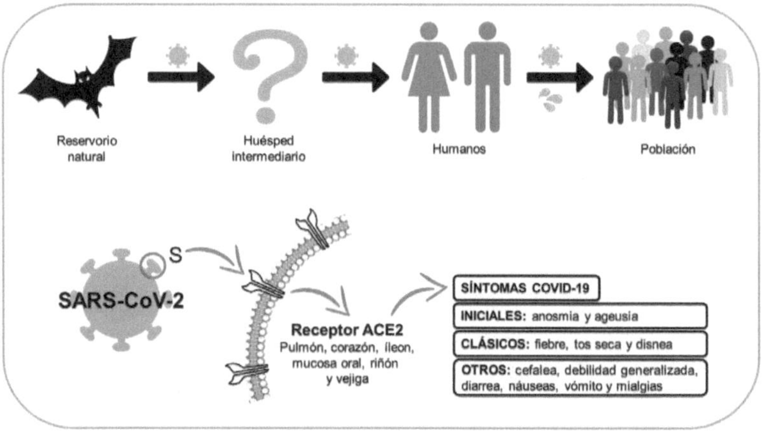

Figura 1-1. Proceso de transmisión y fisiopatología de la COVID-19. SARS-CoV-2: coronavirus tipo 2 del síndrome respiratorio agudo grave; S: glucoproteína S o *spike*; ACE2: enzima convertidora de angiotensina II; COVID-19: enfermedad por coronavirus 2019.

CAPÍTULO 2

INMUNONUTRICIÓN

Carlos A. Reyes Torres, Alonso Romo Romo

La inmunonutrición es un término que engloba la relación que existe entre el consumo de diferentes nutrimentos y la inmunidad, la infección, la inflamación y la injuria (el daño provocado a un tejido). Es una área de la nutrición que ha tomado relevancia en los últimos años y representa una herramienta que se emplea para distintas patologías en donde se busca fortalecer el sistema inmunológico y reducir el proceso inflamatorio.

Sistema inmunológico

El sistema inmunológico es un compleja red de células, tejidos y órganos de defensa en el cuerpo cuya función es combatir a los microorganismos, sustancias y diversos agentes dañinos a los que se está expuesto. Nuestro sistema inmune tiene la capacidad de responder a millones de antígenos, teniendo tres mecanismos principales a través de los cuales actúa (1–4):

1. Barreras fisicoquímicas y anatómicas: piel, aclaramiento mucociliar de las vías respiratorias, membranas mucosas, lisozimas presentes en lágrimas y saliva, ácido estomacal y microbiota intestinal de la piel, boca, sistema gastrointestinal y aparato genitourinario.
2. Inmunidad innata: representa la primera respuesta de defensa en el organismo, impidiendo la entrada de componentes patógenos y, en caso de que ingresen, promover una rápida eliminación a través de mecanismos como la fagocitosis y la citotoxicidad. Actúa a través de diferentes factores transportados en la sangre (proteínas de fase aguda y citocinas) y células como neutrófilos, basófilos, eosinófilos y linfocitos Natural Killer (NK).
3. Inmunidad adaptativa: en ocasiones, la inmunidad innata no llega a ser suficiente para la protección del cuerpo, por lo que se genera una respuesta más compleja y sofisticada con efectos específicos para los patógenos que ingresaron. La inmunidad adaptativa se desarrolla días después de la activación del sistema inmunológico y puede permanecer cierto tiempo después de remover el antígeno. Está mediada principalmente por los linfocitos, a través de dos respuestas, la humoral (linfocitos B) para patógenos extracelulares y la celular (linfocitos T) para patógenos intracelulares. Este tipo de inmunidad sí genera memoria, es decir, se guarda la información para responder de manera más fuerte y efectiva ante una nueva exposición al antígeno.

La administración de ciertos nutrimentos llamados inmunomoduladores tiene la finalidad de estimular al sistema inmunológico, controlar la respuesta inflamatoria e incrementar el balance nitrogenado y la síntesis de proteínas en un periodo de estrés agudo (5). Por lo anterior, es bien conocido el efecto de una nutrición adecuada en el sistema inmune, incluyendo ciertos nutrimentos como omega-3, glutamina, arginina, vitaminas A, C, E, D, zinc, selenio, cobre, hierro y magnesio; pudiendo algunos de ellos tener un rol importante en la prevención de infecciones virales como la enfermedad por coronavirus 2019 (COVID-19) (6). En la figura 2-1 se describen los principales efectos en la salud del consumo de estos nutrimentos inmunomoduladores.

Vitamina A

La vitamina A es una vitamina liposoluble que podemos obtener principalmente a través de dos formas en los alimentos: los carotenoides como el betacaroteno (β-caroteno) a partir de fuentes vegetales y los retinoides a partir de alimentos de origen animal. Estos carotenoides y retinoides se convierten en retinol, la forma activa de la vitamina A, en el enterocito para transportarse hasta el hígado a través de los quilomicrones para posteriormente ser liberados a la circulación y ejercer sus efectos biológicos. Dentro de sus principales funciones se destacan el desarrollo embrionario, diferenciación celular, crecimiento, inmunidad, adecuada visión y el mantenimiento de dientes, piel, huesos y mucosas saludables (7,8).

Esta vitamina actúa como un potente antioxidante y ha sido denominada como una vitamina "antiviral", ya que varios de los mecanismos de modulación del sistema inmune dependen de una adecuada administración de vitamina A. Por ejemplo, la deficiencia de vitamina A está asociada con infecciones virales como sarampión, gastroenteritis virales, neumonía y en la infección por virus de inmunodeficiencia humana (VIH) (9). Se ha demostrado que con un consumo suficiente de vitamina A se promueve la diferenciación de los linfocitos T CD4 hacia linfocitos Th17, que atacan a microorganismos, están implicadas en el reclutamiento de neutrófilos y regulan la expresión de citocinas proinflamatorias (10).

El efecto de la suplementación de vitamina A en diversas infecciones como bronquitis y otros tipos de coronavirus se ha evaluado tanto en estudios con animales y en humanos, demostrando efectos positivos y significativos (11); por lo que en la COVID-19, pudiera tener una función importante en la prevención. Recientemente, la Sociedad Europea de Nutrición Enteral y Parenteral (ESPEN), publicó un documento con una serie de recomendaciones nutricionales para la prevención y tratamiento de COVID-19, mencionando que se debe de garantizar en la dieta un aporte suficiente de alimentos ricos en β-carotenos como ensalada de zanahoria en conjunto con aceite para promover una mayor absorción de la vitamina, jugo fresco de zanahoria sin endulzar, calabazas, camote y espinacas frescas (9).

Vitamina D

La vitamina D es una vitamina liposoluble que actúa como una hormona que interviene principalmente en el metabolismo óseo, incrementando la absorción de calcio a nivel intestinal y la reabsorción tubular de calcio en el riñón, logrando la homeostasis de las concentraciones de calcio y fósforo, disminuyendo la secreción de hormona paratiroidea y contribuyendo favorablemente en el proceso de mineralización y remodelado óseo. De igual forma, se ha postulado que se asocia con beneficios en otras patologías como diabetes, cáncer y enfermedades cardiovasculares; ya que algunos estudios han demostrado que posee un efecto antiproliferativo, interviene en la diferenciación celular, inhibe la angiogénesis, estimula la producción de insulina e inhibe la de renina (12,13).

Además de las funciones endócrinas conocidas de la vitamina D, recientemente se han descrito algunas funciones en la modulación del sistema inmune y el efecto que genera en diversas infecciones como antiinflamatorio y protector ante la fibrosis. Se han propuesto y demostrado que la suplementación de vitamina D promueve la prevención de infecciones virales, especialmente la influenza y hepatitis a través de la modulación de tres mecanismos: barreras físicas, inmunidad natural celular e inmunidad adaptativa (14–19). La vitamina D mejora la respuesta de la inmunidad celular innata particularmente a través de la inducción de péptidos antimicrobianos como catelicidinas. Las catelicidinas tienen una potente actividad antimicrobiana principalmente en bacterias Gram negativas, virus y hongos (20). En modelos murinos se ha demostrado la disminución en la replicación de virus como el de la influenza H1N1 (21). En un ensayo clínico aleatorizado (ECA) reciente, se demostró que la suplementación con 4,000 UI de vitamina D por 10 días ocasionó una reducción en la replicación del virus del dengue en humanos sanos (22).

La vitamina D por otra parte, modula la inmunidad celular, especialmente disminuyendo la cascada de producción de citocinas proinflamatorias desencadenada por el sistema inmune innato, reduciendo la producción del factor de necrosis tumoral alfa (TNF-α) e interferón gamma (INF-γ); además, incrementa la expresión de citocinas antiinflamatorias a través de la proliferación de los macrófagos (23). Adicionalmente, la vitamina D incrementa la producción de linfocitos Th2 (cooperadores) que indirectamente suprimen la producción de citocinas proinflamatorias y ayuda en la producción de anticuerpos por las células plasmáticas (24).

También se han realizado diversas investigaciones clínicas con la finalidad de evaluar el efecto que tiene la suplementación de vitamina D en la prevención de infecciones virales en pacientes previamente sanos. En un ECA realizado en Japón se incluyeron a niños sanos con edades entre 6 y 15 años, se evaluó el efecto de la suplementación con 1,200 UI de vitamina D frente a la infección de influenza tipo A, mostrando una probabilidad 42% menor de desarrollar infección por influenza comparado con el grupo control que no recibió la suplementación [riesgo relativo (RR): 0.58, intervalo de confianza del 95% (IC 95%): 0.34-0.99] (25). Gui y cols. demostraron en un estudio en células epiteliales del pulmón, que la administración de calcitriol disminuyó significativamente la expresión de genes proinflamatorios frente a la exposición del virus de la influenza H9N2 (26).

A pesar de que existen diferentes alimentos que contienen vitamina D, generalmente no se obtienen cantidades suficientes de esta vitamina a través de los alimentos o por la exposición a la luz solar, por lo que en muchas ocasiones se requiere de suplementación. Se estima que la insuficiencia de vitamina D se encuentra en el 50% de la población mundial y se ha reportado en México una prevalencia de deficiencia de vitamina D del 36.8% y de insuficiencia de vitamina D del 49.8% en mujeres en edad reproductiva (27). Las concentraciones séricas de 25-hidroxivitamina D [25(OH)D] se clasifican en: normal 30-100 ng/ml, insuficiencia 21-29 ng/ml y deficiencia <20 ng/ml (28).

Las concentraciones de vitamina D en plasma pueden ir disminuyendo de acuerdo a la edad (29), así como en ciertas enfermedades que alteran su metabolismo como sucede en la obesidad, enfermedad renal crónica o síndromes de malabsorción. En escenarios de deficiencia de vitamina D resulta imprescindible la suplementación para corregir las concentraciones de dicha vitamina y así evitar complicaciones sobre todo en el metabolismo mineral óseo y la modulación de la respuesta inmune. Tomando en cuenta que los adultos mayores y las personas con obesidad u otras enfermedades crónicas no transmisibles tienen un riesgo mayor de complicaciones clínicas frente a la infección por coronavirus tipo 2 del síndrome respiratorio agudo grave (SARS-CoV-2) (30), resultaría importante revisar el efecto de la suplementación de vitamina D en esta población.

La prevalencia de deficiencia de vitamina D en regiones actualmente muy afectadas por COVID-19 se ha reportado desde el 28.9% en adultos de los Estados Unidos de América, 61.5% en Reino Unido, 72% en China, 75.1% en Francia y hasta 94.3% en adultos de 65 o más años de edad en Italia y España (19).

En los casos en los que no existe deficiencia de esta vitamina, se debe de asegurar una ingestión diaria de al menos 400 UI en niños menores de un año, 600 UI para niños, adolescentes y adultos de hasta 70 años y 800 UI para adultos mayores de 70 años (28). De acuerdo con la evidencia científica disponible, es recomendable que la población que está en riesgo de mostrar una deficiencia clínica de vitamina D o de adquirir infecciones como influenza o COVID-19, se suplementen 10,000 UI/día de vitamina D por algunas semanas para incrementar rápidamente las concentraciones de 25(OH) D en plasma, continuando con una dosis de mantenimiento de 5,000 UI/día a manera de prevención (31). Un esquema de tratamiento con dosis más altas de vitamina D podría usarse en pacientes con COVID-19 y deficiencia confirmada de esta vitamina, administrando de manera inicial 50,000 UI dos veces a la semana, continuando con 50,000 UI por semana la segunda y tercera semana de tratamiento y dejando una dosis de mantenimiento de 1,500-2,000 UI/día en adultos. El objetivo es mantener las concentraciones de 25(OH)D en plasma entre 40–60 ng/ml (19). Se requieren estudios observacionales y ECA que evalúen el efecto de este nutrimento inmunomodulador en COVID-19, la mayoría de las recomendaciones se basan en la experiencia científica y clínica que se tiene hasta el momento en estudios con influenza, por lo que es importante recalcar que hasta el momento no existe evidencia de una asociación clara de causa-efecto entre las concentraciones de vitamina D y desenlaces relacionados a COVID-19.

Omega-3

Los ácidos grasos poliinsaturados (AGPI) omega-3 incluyen al ácido alfa-linolénico (ALA) que podemos encontrar en fuentes vegetales y se considera un ácido graso esencial, ya que no puede ser producido por el organismo. El ácido eicosapentaenoico (EPA) y el ácido docosahexaenoico (DHA) se pueden producir en el cuerpo por desaturación y elongación del ALA, sin embargo, está producción se genera pequeñas cantidades y las principales fuentes de EPA y DHA las constituyen los pescados de agua fría, las algas marinas y el krill (32).

La suplementación de AGPI omega-3 modula el estrés oxidativo y la respuesta inflamatoria, reduciendo la producción de especies reactivas de oxígeno y de citocinas proinflamatorias como TNF-α, interleucina (IL)-1β, IL-6 e IL-8 (33). Además, se le han atribuido otras propiedades a los AGPI omega-3 como la reducción de las concentraciones de triglicéridos, incremento de las concentraciones de colesterol HDL (lipoproteínas de alta densidad), mejoría de la función endotelial y efecto antitrombótico al disminuir la agregación plaquetaria (32).

Los AGPI omega-3 se han denominado como uno de los inmunonutrimentos más importantes y estudiados en diversos escenarios clínicos, con especial atención en el EPA y DHA (34). Es importante mencionar que el omega-3 (EPA/DHA) forma parte de una alimentación balanceada y sobre todo con tintes de inmunonutrición, por lo que se deben de garantizar en la alimentación fuentes ricas en estos ácidos grasos con el consumo de 100 g de pescados de agua fría dos veces por semana y prestando especial atención en evitar la auto- suplementación que muchas veces se realiza de forma indiscriminada (35). La mega dosis de algunos nutrimentos inmunomoduladores puede resultar en el desequilibrio de estos mecanismos y generar efectos negativos totalmente contrarios, promoviendo un estado proinflamatorio, suprimiendo al proliferación y actividad de los macrófagos y las células NK con una pobre modulación de las citocinas proinflamatorias (36).

Una dosis de 1,000 mg/día de EPA y DHA se considera suficiente como factor protector cardiovascular, sin embargo, la Asociación Americana del Corazón (AHA) recomienda el uso de omega-3 a dosis farmacológicas más altas de 2,000-4,000 mg/día en pacientes con concentraciones elevadas de triglicéridos. Dosis por arriba de los 4 g/día no se recomiendan por el efecto proinflamatorio que esto produce como se mencionó previamente (37). Es importante mencionar, que en caso de suplementar AGPI omega-3, se debe verificar que la presentación recomendada aporte la cantidad deseada de EPA y DHA, ya que muchos suplementos contienen 250 mg o menos de omega-3 por cápsula y, por lo tanto, se deben de ingerir un gran número de cápsulas al día para lograr la dosis indicada.

Vitamina C

La vitamina C, llamada ácido ascórbico, es una vitamina hidrosoluble y un nutrimento esencial que actúa como un potente antioxidante y cofactor de múltiples enzimas para la biosíntesis de colágeno, carnitina y noradrenalina. La vitamina C interviene en el proceso de cicatrización, facilita la absorción de hierro, repara el tejido conjuntivo y favorece el desarrollo de los huesos, de la dentina de los dientes, de los cartílagos y de las paredes de los capilares sanguíneos (38,39). De igual forma, ejerce diferentes acciones en el sistema inmune al promover la función de barrera epitelial, crecimiento y funcionamiento de células responsables de la inmunidad innata y adaptativa, aumenta la quimiotaxis y la migración de glóbulos blancos a los sitios de infección; por lo que puede tener una función muy importante en la eliminación de virus y bacterias al modular la acumulación de células fagocíticas como los neutrófilos (40,41). Diversos estudios poblacionales han asociado la alta ingestión de ácido ascórbico con menor riesgo de desarrollar diferentes enfermedades crónicas como cáncer, patologías cardiovasculares y condiciones neurodegenerativas (39).

Se ha observado que las vitaminas C y E podrían mediar la mejoría de síntomas relacionados con el resfriado como estornudos, congestión nasal y sinusitis (42). El uso de suplementos con vitamina C reduce la duración de la gripe común (43). Además, se ha reportado una menor incidencia de neumonía en sujetos suplementados con 1 g al día de ácido ascórbico (39). Inclusive, se cree que la administración vía intravenosa de altas dosis de vitamina C (15 g/día aproximadamente) podría ser efectiva para inhibir la tormenta de citocinas inflamatorias característica del síndrome de distrés respiratorio agudo que se observa en personas con una COVID-19 complicada, ya que se ha demostrado en pacientes con sepsis, que esta estrategia reduce la estancia en unidades de cuidados intensivos y la mortalidad (44–46). No obstante, la evidencia respecto a esto es controversial y actualmente se desarrollan ensayos clínicos para evaluar si la vitamina C intravenosa a altas dosis podría mitigar los efectos de las complicaciones de la COVID-19.

La ingesta diaria recomendada (IDR) de vitamina C es de 75 y 90 mg/día para mujeres y hombres adultos, respectivamente (38). Sin embargo, a manera de protección contra una posible infección se recomienda una ingestión de 200 mg/día de ácido ascórbico en individuos sanos e incrementar a por lo menos 400 mg/día en individuos mayores de 50 años y hasta dosis de 1-2 g/día en personas que contraen o están en mayor riesgo de infección, así como en las que no tienen una dieta variada y suficiente (6,43).

Vitamina E

La vitamina E es una vitamina liposoluble que incluye un conjunto de diferentes tocoferoles y tocotrienoles (alfa, beta, gamma y delta), siendo más activos biológicamente los tocoferoles y el más importante de ellos el α-tocoferol, que debemos de obtener a través de la dieta, ya que las demás formas de vitamina E son poco reconocidas en el hígado (47).

La principal función de la vitamina E es la reducción del estrés oxidativo provocado por la peroxidación de los lípidos poliinsaturados. Además, interviene en la formación de glóbulos rojos y existe evidencia que sugiere que podría retrasar o prevenir enfermedades neurodegenerativas, eventos cardiovasculares, degeneración macular y cáncer (48).

En cuanto a sus efectos en el sistema inmunológico, se ha observado que la suplementación de la vitamina E por arriba de la IDR ha demostrado incrementar la actividad de células NK, la quimiotaxis y fagocitosis de neutrófilos, la proliferación de linfocitos inducida por mitógenos, el aumento de la producción de IL-2 y disminución de la producción de IL-6 (49,50). De igual forma, se observó una menor incidencia de neumonía en sujetos fumadores que fueron suplementados con vitamina E durante 6 años (51).

Zinc

El zinc es un oligoelemento que interviene en muchas funciones del cuerpo como la proliferación celular, cicatrización, metabolismo de los carbohidratos, entre otras. La deficiencia de zinc se asocia con un mayor riesgo de desarrollar enfermedades infecciosas por depresión del sistema inmunológico (52). Se ha observado en estudios in vitro que el incremento en la concentración intracelular de este mineral, a través de ionóforos de zinc, es capaz de bloquear la replicación del coronavirus al inhibir la actividad de su ARN-polimerasa (53).

Macronutrimentos

Proteínas

Una dieta baja en proteínas (<0.8g/kg/día) se ha considerado como un factor de riesgo importante para el desarrollo de infecciones. Las proteínas de alto valor biológico son componentes esenciales en una dieta antiinflamatoria, además de que se requieren para una óptima producción de anticuerpos. Algunos aminoácidos intervienen de manera importante en el sistema inmune; por ejemplo, la suplementación de arginina incrementa la respuesta de linfocitos T y células T cooperadoras, así como la glutamina representa un sustrato energético para macrófagos, neutrófilos y linfocitos (54).

Lípidos

Además de los efectos de los AGPI omega-3 que ya se mencionaron previamente, es relevante mencionar que un balance adecuado de grasas saturadas/grasas insaturadas y de omega-6/omega-3 tiene implicaciones importantes para la homeostasis del sistema inmune; ya que, un alto consumo de grasas saturadas u omega-6 puede generar un efecto proinflamatorio en el organismo. Por lo anterior, es recomendable mantener un cociente del consumo de omega-6/omega-3 de 1:1 hasta máximo 4:1 y reducir al máximo la ingestión de grasa saturadas y grasas trans (54).

Carbohidratos y fibra

Una dieta con alta carga glucémica (CG) que incluya el consumo de carbohidratos procesados como harinas refinadas o azúcares simples puede generar una sobrecarga de la capacidad mitocondrial e incrementar el estrés oxidativo con la producción de radicales libres. Además, una alta CG se ha asociado con un aumento inmediato en la concentración de citocinas proinflamatorias y proteína C reactiva (PCR). La fibra, por el contrario, posee un efecto benéfico en la respuesta inmune reduciendo la translocación bacteriana y favoreciendo el funcionamiento adecuado de la microbiota intestinal al fungir como prebiótico. Se recomienda incrementar el consumo de fibra (25-38 g/día), tanto soluble como insoluble (54,55).

Probióticos

Los probióticos también tienen una función muy importante en la modulación del sistema inmune, la cual se describe en el capítulo 4. Por lo tanto, los probióticos son una intervención efectiva que debe de considerarse en el ámbito de la inmunonutrición; siempre con una prescripción adecuada e individualizada para poder obtener sus beneficios.

Conclusiones

Por la evidencia anteriormente mencionada, a pesar de que no se conoce exactamente el efecto positivo que podría tener la nutrición a manera de prevención en la adquisición y desarrollo de complicaciones por la COVID-19, es importante mantener una alimentación rica en estos componentes inmunomoduladores que ejercen distintas funciones en nuestro cuerpo y muy importantemente a nivel del sistema inmunológico.

Para facilitar el consumo de estos nutrimentos, en la tabla 2-1 se mencionan las principales fuentes alimentarias de omega-3, vitaminas A, C, D, E y zinc (56). En la tabla 2-2 se describen las recomendaciones de consumo de algunos de los inmunonutrimentos más importantes, estableciendo las cantidades de ingestión para personas sanas y personas en riesgo dentro de la pandemia por COVID-19 (57). Aunado a estos nutrimentos inmunomoduladores, es relevante incluir en la dieta otras fuentes importantes de antioxidantes como los polifenoles, los cuáles podemos encontrar en diversos alimentos que se muestran en la figura 2-2 (58).

Referencias

1. Zapatera B, Prados A, Gómez-Martínez S, Marcos A. Immunonutrition: methodology and applications. Nutr Hosp. 2015;31(Suppl 3):145–54.
2. McCarthy MS, Martindale RG. Immunonutrition in Critical Illness: What Is the Role? Nutr Clin Pract. 2018;33(3):348–58.
3. Yatim KM, Lakkis FG. A brief journey through the immune system. Clin J Am Soc Nephrol. 2015;10(7):1274–81.
4. Calder PC. Immunological parameters: What do they mean? J Nutr. 2007;137(3):773–80.
5. Mariette C. Immunonutrition. J Visc Surg. 2015;152(Suppl 1):S14–7.
6. Calder PC, Carr AC, Gombart AF, Eggersdorfer M. Optimal nutritional status for a well-functioning immune system is an important factor to protect against viral infections. Nutrients. 2020;12(4):E1181.
7. Polcz ME, Barbul A. The Role of Vitamin A in Wound Healing. Nutr Clin Pract. 2019;34(5):695–700.
8. Bates CJ. Vitamin A. Lancet. 1995;345(8941):31–5.

9. Barazzoni R, Bischoff SC, Breda J, Wickramasinghe K, Krznaric Z, Nitzan D, et al. ESPEN expert statements and practical guidance for nutritional management of individuals with SARS-CoV-2 infection. Clin Nutr. 2020;39(6):1631–8.
10. 1Ross A, Restori K. Vitamin A and the immune system. In: Calder P, Yaqoob P, editors. Diet, Immunity and Inflammation. First edit. Woodhead Publishing; 2013. p. 221–43.
11. West C, Sijtsma S, Kouwenhoven B, Rombout J, van der Zijpp A. Epithelia-damaging virus infections affect vitamin A status in chickens. - PubMed - NCBI. J Nutr. 1992;122(2):333–9.
12. Kassi E, Adamopoulos C, Basdra EK, Papavassiliou AG. Role of vitamin D in atherosclerosis. Circulation. 2013;128(23):2517–31.
13. Mendoza-Zubieta V, Reza-Albarrán A. Vitamina D, obesidad y resistencia a la insulina: Un triángulo no tan amoroso. Rev Mex Endocrinol Metab Nutr. 2011;19(4):136–9.
14. Mascitelli L, Grant W, Goldstein M. Obesity, influenza virus infection, and hypovitaminosis D. J Infect Dis. 2012;206(9):1481–2.
15. Cannell JJ, Vieth R, Umhau JC, Holick MF, Grant WB, Madronich S, et al. Epidemic influenza and vitamin D. Epidemiol Infect. 2006;134(6):1129–40.
16. Beard JA, Bearden A, Striker R. Vitamin D and the antiviral state. J Clin Virol. 2011;50(3):194–200.

17. Wei R, Christakos S. Mechanisms underlying the regulation of innate and adaptive immunity by vitamin D. Nutrients. 2015;7(10):8251–60.
18. Gruber-Bzura BM. Vitamin D and influenza—Prevention or therapy? Int J Mol Sci. 2018;19(8):E2419.
19. Ebadi M, Montano-Loza AJ. Perspective: improving vitamin D status in the management of COVID-19. Eur J Clin Nutr. 2020;74(6):856–9.
20. Adams JS, Ren S, Liu PT, Chun RF, Lagishetty V, Gombart AF, et al. Vitamin D-Directed Rheostatic Regulation of Monocyte Antibacterial Responses. J Immunol. 2009;182(7):4289–95.
21. Barlow PG, Svoboda P, Mackellar A, Nash AA, York IA, Pohl J, et al. Antiviral activity and increased host defense against influenza infection elicited by the human cathelicidin LL-37. PLoS One. 2011;6(10):e25333.
22. Martínez-Moreno J, Hernandez JC, Urcuqui-Inchima S. Effect of high doses of vitamin D supplementation on dengue virus replication, Toll-like receptor expression, and cytokine profiles on dendritic cells. Mol Cell Biochem. 2020;464(1–2):169–80.
23. Sharifi A, Vahedi H, Nedjat S, Rafiei H, Hosseinzadeh-Attar MJ. Effect of single-dose injection of vitamin D on immune cytokines in ulcerative colitis patients: a randomized placebo-controlled trial. APMIS. 2019;127(10):681–7.
24. Cantorna MT, Snyder L, Lin YD, Yang L. Vitamin D and 1,25(OH)2D regulation of T cells. Nutrients. 2015;7(4):3011–21.

25. Urashima M, Segawa T, Okazaki M, Kurihara M, Wada Y, Ida H. Randomized trial of vitamin D supplementation to prevent seasonal influenza A in schoolchildren. Am J Clin Nutr. 2010;91(5):1255–60.

26. Gui B, Chen Q, Hu C, Zhu C, He G. Effects of calcitriol (1, 25-dihydroxy-vitamin D3) on the inflammatory response induced by H9N2 influenza virus infection in human lung A549 epithelial cells and in mice. Virol J. 2017;14(1):1–11.

27. Contreras-Manzano A, Villalpando S, Robledo-Pérez R. Vitamin D status by sociodemographic factors and body mass index in Mexican women at reproductive age. Salud Publica Mex. 2017;59(5):518–25.

28. Holick MF, Binkley NC, Bischoff-Ferrari HA, Gordon CM, Hanley DA, Heaney RP, et al. Evaluation, treatment, and prevention of vitamin D deficiency: An endocrine society clinical practice guideline. J Clin Endocrinol Metab. 2011;96(7):1911–30.

29. Vásárhelyi B, Sátori A, Olajos F, Szabó A, Beko G. [Low vitamin D levels among patients at Semmelweis University: retrospective analysis during a one-year period]. Orv Hetil. 2011;152(32):1272–7.

30. Cai Q, Chen F, Wang T, Luo F, Liu X, Wu Q, et al. Obesity and COVID-19 Severity in a Designated Hospital in Shenzhen, China. Diabetes Care. 2020;43(7):1392–8.

31. Grant WB, Lahore H, McDonnell SL, Baggerly CA, French CB, Aliano JL, et al. Evidence that vitamin d supplementation could reduce risk of influenza and covid-19 infections and deaths. Nutrients. 2020;12(4):E988.

32. Li D, Wahlqvist ML, Sinclair AJ. Advances in n-3 polyunsaturated fatty acid nutrition. Asia Pac J Clin Nutr. 2019;28(1):1–5.
33. Messina G, Polito R, Monda V, Cipolloni L, Di Nunno N, Di Mizio G, et al. Functional Role of Dietary Intervention to Improve the Outcome of COVID-19: A Hypothesis of Work. Int J Mol Sci. 2020;21(9):3104.
34. Gutiérrez S, Svahn SL, Johansson ME. Effects of omega-3 fatty acids on immune cells. Int J Mol Sci. 2019;20(20):E5028.
35. Cholewski M, Tomczykowa M, Tomczyk M. A comprehensive review of chemistry, sources and bioavailability of omega-3 fatty acids. Nutrients. 2018;10(11):E1662.
36. De Rosa V, Galgani M, Santopaolo M, Colamatteo A, Laccetti R, Matarese G. Nutritional control of immunity: Balancing the metabolic requirements with an appropriate immune function. Semin Immunol. 2015;27(5):300–9.
37. Skulas-Ray AC, Wilson PWF, Harris WS, Brinton EA, Kris-Etherton PM, Richter CK, et al. Omega-3 Fatty Acids for the Management of Hypertriglyceridemia: A Science Advisory from the American Heart Association. Circulation. 2019;140(12):E673–91.
38. Lykkesfeldt J, Michels AJ, Frei B. Vitamin C. Adv Nutr. 2014;5(1):16–8.
39. Jacob RA, Sotoudeh G. Vitamin C function and status in chronic disease. Nutr Clin Care. 2002;5(2):66–74.
40. Carr AC, Maggini S. Vitamin C and immune function. Nutrients. 2017;9(11):1211.

41. BourBour F, Mirzaei Dahka S, Gholamalizadeh M, Akbari ME, Shadnoush M, Haghighi M, et al. Nutrients in prevention, treatment, and management of viral infections; special focus on Coronavirus. Arch Physiol Biochem. 2020;1–10.
42. Dhanawat GS. Rhinitis, sinusitis and ocular disease – 2100. New approach to treat allergic rhinitis with Vitamin E, cod liver oil and Vitamin C with use of nasal steroidal spray. World Allergy Organ J. 2013;6(Suppl 1):P175.
43. Simonson W. Vitamin C and coronavirus. Geriatr Nurs (Minneap). 2020;41(3):331–2.
44. Boretti A, Banik BK. Intravenous vitamin C for reduction of cytokines storm in acute respiratory distress syndrome. PharmaNutrition. 2020;12:100190.
45. Carr AC. A new clinical trial to test high-dose vitamin C in patients with COVID-19. Crit Care. 2020;24(1):133.
46. Fowler AA, Truwit JD, Hite RD, Morris PE, Dewilde C, Priday A, et al. Effect of Vitamin C Infusion on Organ Failure and Biomarkers of Inflammation and Vascular Injury in Patients with Sepsis and Severe Acute Respiratory Failure: The CITRIS-ALI Randomized Clinical Trial. JAMA - J Am Med Assoc. 2019;322(13):1261–70.
47. Mustacich DJ, Bruno RS, Traber MG. Vitamin E. Vitam Horm. 2007;76:1–21.
48. Khadangi F, Azzi A. Vitamin E – The Next 100 Years. IUBMB Life. 2019;71(4):411–5.
49. De la Fuente M, Hernanz A, Guayerbas N, Victor VM, Arnalich F. Vitamin E ingestion improves several

immune functions in elderly men and women. Free Radic Res. 2008;42(3):272–80.

50. Lee GY, Han SN. The role of vitamin E in immunity. Nutrients. 2018;10(11):1614.
51. Hemilä H. Vitamin E administration may decrease the incidence of pneumonia in elderly males. Clin Interv Aging. 2016;11:1379–85.
52. Zhang L, Liu Y. Potential interventions for novel coronavirus in China: A systematic review. J Med Virol. 2020;92(5):479–90.
53. te Velthuis AJW, van den Worml SHE, Sims AC, Baric RS, Snijder EJ, van Hemert MJ. Zn2+ inhibits coronavirus and arterivirus RNA polymerase activity in vitro and zinc ionophores block the replication of these viruses in cell culture. PLoS Pathog. 2010;6(11).
54. Iddir M, Brito A, Dingeo G, Del Campo SSF, Samouda H, La Frano MR, et al. Strengthening the immune system and reducing inflammation and oxidative stress through diet and nutrition: Considerations during the covid-19 crisis. Nutrients. 2020;12(6):1562.
55. Zabetakis I, Lordan R, Norton C, Tsoupras A. Covid-19: The inflammation link and the role of nutrition in potential mitigation. Nutrients. 2020;12(5):1466.
56. Romo-Romo A, Reyes-Torres CA, Janka-Zires M, Almeda-Valdes P. [The role of nutrition in the coronavirus disease 2019 (COVID-19)]. Rev Mex Endocrinol Metab Nutr. 2020;7(3):132–43.
57. Fernández-Quintela A, Milton-Laskibar I, Trepiana J, Gómez-Zorita S, Kajarabille N, Léniz A, et al. Key Aspects

in Nutritional Management of COVID-19 Patients. J Clin Med. 2020;9(8):2589.

58. D'Archivio M, Filesi C, Di Benedetto R, Gargiulo R, Giovannini C, Masella R. Polyphenols, dietary sources and bioavailability. Ann Ist Super Sanita. 2007;43(4):348–61.

Tabla 2-1. Principales fuentes alimentarias de nutrimentos inmunomoduladores	
Nutrimentos	**Fuentes alimentarias**
Omega-3	ALA: aceite de soya y canola, linaza, quinoa, chía, soya y nuez EPA y DHA: pescados como sardinas, caballa, arenque, salmón trucha y atún fresco, algas marinas y krill
Vitamina A	Aceite de hígado de bacalao, zanahoria, espinaca, calabaza, camote, huevo, cereales y leche fortificados, brócoli
Vitamina C	Naranja, fresa, mango, limón, guayaba, kiwi, mandarina, melón, lima, durazno, toronja, brócoli, coliflor, pimiento
Vitamina D	Pescados (salmón, atún, sardinas), huevo entero, champiñón, aceite de hígado de bacalao y alimentos fortificados como leche, yogurt, queso, jugo de naranja y cereal de caja
Vitamina E	Oleaginosas, espinaca, brócoli y aceites vegetales (soya, girasol, maíz, cártamo)
Zinc	Pollo, carne roja, ostión, nuez, semilla de calabaza, ajonjolí, frijol, lenteja, acelga

ALA: ácido alfa-linolénico; EPA: ácido eicosapentaenoico; DHA: ácido docosahexaenoico

Tabla 2-2. Recomendaciones de ingestión de algunos de los inmunonutrimentos

Nutrimento	IDR°	Persona sana	Persona en riesgo&
Omega-3	M: 1.1 g/d* H: 1.6 g/d*	1 g/d#	2-3 g/d#
Vitamina A	M: 700 µg/d (2,333 UI/d) H: 900 µg/d (3,000 UI/d)	M: 700 µg/d (2,333 UI/d) H: 900 µg/d (3,000 UI/d)	1,500 µg/d (5,000 UI/d)
Vitamina C	M: 75 mg/d H: 90 mg/d	200 mg/d	1-2 g/d
Vitamina D	600 UI/d	2,000 UI/d	10,000 UI/d primeras semanas y continuar con 5,000 UI/d
Vitamina E	15 mg/d (22.5 UI/d)	15 mg/d (22.5 UI/d)	200-400 UI/d

°Representa la cantidad promedio de ingestión que es suficiente para cubrir los requerimientos del 97.5% de los individuos sanos. &Persona en riesgo: individuos infectados con COVID-19, con factores de riesgo para infectarse, con deficiencia documentada del nutrimento o con una dieta insuficiente y poco variada. *Como ácido alfa-linolénico. #Como ácido eicosapentaenoico y ácido docosahexaenoico. IDR: ingesta diaria recomendada; M: mujer; H: hombre; d: día; UI: unidades internacionales.

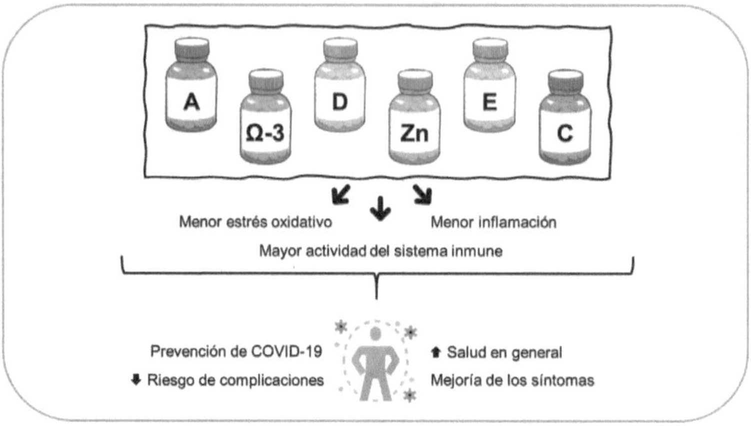

Figura 2-1. Efectos en la salud de los nutrimentos inmunomoduladores dentro de la pandemia por la COVID-19. A: vitamina A; Ω-3: omega-3; D: vitamina D; Zn: zinc; E: vitamina E; C: vitamina C. COVID-19: enfermedad por coronavirus 2019.

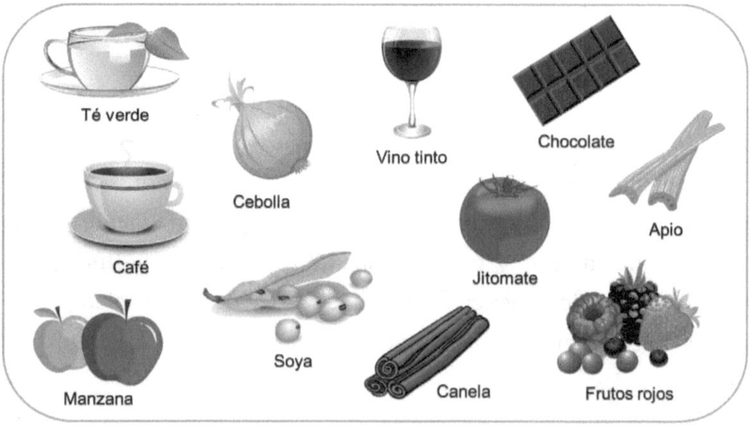

Figura 2-2. Principales fuentes en la dieta de polifenoles (antioxidantes).

CAPÍTULO 3

ENFERMEDADES CRÓNICAS Y COVID-19

Alonso Romo Romo, Carlos A. Reyes Torres, Paloma Almeda Valdés

Diferentes enfermedades crónicas presentes en los pacientes que adquieren la enfermedad por coronavirus 2019 (COVID-19) se han asociado con mayor riesgo de hospitalización, de desarrollar formas graves de la enfermedad y de mortalidad. Las comorbilidades más comunes, y sus respectivas prevalencias estimadas, en pacientes con COVID-19 hospitalizados son la hipertensión arterial (48-57%), diabetes (17-34%), enfermedad cardiovascular (21-28%), enfermedad pulmonar crónica (4-10%), enfermedad renal crónica (3-13%), cáncer (6-8%) y enfermedad hepática crónica (<5%) (1–5). Estas patologías frecuentes en pacientes infectados por el coronavirus tipo 2 del síndrome respiratorio agudo grave (SARS-CoV-2) se resumen en la figura 3-1, además de las posibles consecuencias de presentar estas condiciones médicas preexistentes.

Se comprobó en un metaanálisis que estas comorbilidades pueden afectar la progresión de los pacientes con COVID-19; observándose que las personas con hipertensión presentaban mayor riesgo de exacerbación y peor pronóstico de la enfermedad (odds ratio [OR]: 2.29, intervalo de confianza del 95% [IC 95%]: 1.69-3.10), al igual que las personas que tenían diabetes (OR: 2.47, IC 95%: 1.67-3.66), enfermedad pulmonar obstructiva crónica (OR: 5.97, IC 95%: 2.49-14.29), enfermedad cardiovascular (OR: 2.93, IC 95%: 1.73-4.96) y enfermedad cerebrovascular (OR: 3.89, IC 95%: 1.64-9.22) (6).

Diabetes

De acuerdo a las estadísticas más recientes de la Federación Internacional de Diabetes (IDF), los diez países con mayor número de casos de diabetes en el mundo son (en orden): China, India, Estados Unidos de América, Pakistán, Brasil, México, Indonesia, Alemania, Egipto y Bangladesh. La región de Medio Oriente y África del Norte es la más prevalente en cuanto a casos de diabetes, mientras que la región de Norteamérica y el Caribe tiene la prevalencia más alta de intolerancia a la glucosa (7).

La hiperglucemia se ha considerado como un factor predictor independiente de morbilidad y mortalidad por COVID-19. Además, un sistema inmunológico deprimido y un proceso inflamatorio crónico de bajo grado característico de los pacientes con diabetes y/u obesidad, son mecanismos potenciales por los cuáles estos pacientes son más susceptibles de infectarse por el virus SARS-CoV-2 (8).

Se ha reportado que los pacientes hospitalizados con COVID-19 y diabetes, tienen mayor riesgo de desarrollar neumonía severa, además de una respuesta inflamatoria excesiva y un estado de hipercoagulabilidad, mostrando una mayor concentración sérica de biomarcadores de inflamación como la proteína C reactiva (PCR) e interleucina 6 (IL-6). Todas estas alteraciones aumentan la susceptibilidad de un rápido deterioro ante la infección (9). Un metaanálisis concluyó que los pacientes con COVID-19 y diabetes tienen 90% mayor riesgo de mortalidad (OR: 1.90, IC 95%: 1.37-2.64) y 1.75 veces más riesgo de presentar formas graves de la enfermedad (OR: 2.75, IC 95%: 2.09-3.62) (10).

Por lo anterior, es relevante cuidar aún más la alimentación de las personas que viven con diabetes durante la pandemia para lograr un control glucémico adecuado y disminuir el riesgo de infección y complicaciones por la COVID-19. Las guías de la Asociación Americana de Diabetes (ADA) recomiendan el consumo de alimentos con bajo índice glucémico (IG) y baja carga glucémica (CG), incrementar el consumo de fibra principalmente soluble (presente en el nopal, avena, chía, linaza, leguminosas y en la cáscara de algunas frutas como fresa, higo y manzana) y moderar el consumo de alcohol, sodio (menos de 2,300 mg/día) y edulcorantes no nutritivos. Además, se menciona que reducir la ingestión total de hidratos de carbono es la mejor herramienta para lograr el control glucémico (11). Se recomienda un aporte moderado de carbohidratos (40-45% de las calorías totales, con un aporte mínimo de 130 gramos por día) y de proteína (15-20% de las calorías totales o 1.0-1.5 gramos por cada kilogramo de peso corporal ideal) (11,12). En la actualidad, se sabe que se puede prescribir más del 35% de las calorías totales por parte de los lípidos para cubrir la restricción de carbohidratos, siempre y cuando se cuide la calidad de los ácidos grasos en la dieta, esto brinda beneficios particulares a los pacientes con resistencia a la insulina, dislipidemias aterogénicas y esteatosis hepática no alcohólica (13,14).

Obesidad

Se estima que la prevalencia mundial de sobrepeso es del 39%, mientras que de obesidad es del 19.5%, llegando a ser de más del 30% en países como Estados Unidos de América, México y Nueva Zelanda y de menos del 6% en Japón (15,16). Es una patología muy común en la población que incrementa el riesgo de desarrollar complicaciones médicas como diabetes, alteraciones de la vesícula biliar, esteatosis hepática no alcohólica, gota y diversos tipos de cáncer (17).

La cuarentena puede generar tanto malos hábitos de alimentación como inactividad física, que tienen un impacto negativo en la prevención y/o tratamiento de la obesidad. Inclusive, se cree que el sedentarismo ocasionado por el aislamiento social incrementará la carga mundial de morbilidad por enfermedades cardiovasculares (18). Se ha visto que los pacientes con COVID-19 y obesidad hospitalizados, presentan mayores concentraciones de PCR y un menor recuento de linfocitos al ingreso, por lo que tienen una mayor estancia hospitalaria y dos veces mayor riesgo de desarrollar formas severas de la enfermedad en comparación con los pacientes sin obesidad (OR: 3.00, IC 95%: 1.22-7.38; ajustado por edad, sexo, tabaquismo, hipertensión, diabetes y dislipidemia) (19).

El tratamiento general de la obesidad incluye un cambio del estilo de vida integral: alimentación, actividad física y conductas (20). La meta inicial del tratamiento es lograr una pérdida de peso del 5-10% en un periodo de 6 meses (21). Debe de prescribirse una dieta hipocalórica de acuerdo a los requerimientos del peso ideal o con una restricción energética de 500-750 kcal/día en relación al consumo habitual, proporcionando siempre un plan individualizado basado en las preferencias personales y culturales del paciente (20). No existe evidencia contundente en cuanto a la distribución ideal de macronutrimentos en las dietas para reducción de peso, sin embargo, se ha asociado que una dieta con alto aporte de proteína podría generar mayor pérdida de peso; así como las dietas con menor aporte de carbohidratos y con baja CG, podrían reducir de manera significativa la cantidad de grasa visceral (22,23). Se recomienda incrementar la actividad física que se realiza de manera cotidiana disminuyendo los comportamientos sedentarios. Además, se deben de realizar idealmente más de 150 minutos de ejercicio aeróbico a la semana en días separados de 3 a 5 sesiones por semana, complementando con 2 a 3 sesiones a la semana de ejercicio de resistencia en un plan personalizado y tomando en cuenta las limitaciones del paciente (20). De igual forma, una pérdida de peso del 5% en los sujetos con obesidad presenta beneficios clínicos en el control de glucosa, lípidos y tensión arterial (24).

Hipertensión Arterial

La prevalencia de hipertensión arterial (HTA) en el mundo se estima en el 31.1% de los adultos y se ha incrementado considerablemente a través del tiempo, especialmente en países de bajos y medianos ingresos. Algunos de los factores que intervienen en el desarrollo de la enfermedad son la genética, la ingestión de sodio y potasio, la presencia de obesidad, el consumo de alcohol, la inactividad física y una mala alimentación (25).

De manera general, se ha visto que los pacientes con HTA y COVID-19 presentan más infecciones secundarias graves, disfunción renal y cardiaca, depleción de células T CD8+ al momento del ingreso al hospital y son más propensos a tener otras comorbilidades y a comportarse como paciente crítico a diferencia de los pacientes sin HTA (26).

Los pacientes con HTA y COVID-19 muestran mayor riesgo de mortalidad (hazard ratio ajustado [HR]: 2.12, IC 95%: 1.17-3.82) en comparación con los pacientes que tienen COVID-19 pero sin HTA (4.0% vs 1.1%). En un estudio, se observó que los pacientes con HTA que no tenían tratamiento antihipertensivo tenían mayor riesgo de mortalidad (HR: 2.17, IC 95: 1.03-4.57) en comparación con los que sí tenían tratamiento farmacológico (7.9% vs 3.2%). No se reportó mayor proporción de mortalidad en los pacientes que utilizaban como tratamiento algún fármaco inhibidor de la enzima convertidora de angiotensina (IECA) en comparación con otros medicamentos; inclusive, se han asociado el uso de IECA con una tendencia a mostrar menor mortalidad (27).

La alimentación es un componente clave en el tratamiento y control de la HTA, ya que distintos factores dietéticos se han asociado con generar efectos benéficos en la presión arterial. Existe evidencia científica contundente de que la dieta DASH (por sus siglas en inglés Dietary Approaches to Stop Hypertension) es el patrón de alimentación más adecuado para las personas con esta patología y ha demostrado ser efectiva para reducir las cifras de tensión arterial tanto sistólica como diastólica en comparación con muchos otros tipos de dietas (28,29). La dieta DASH consiste en la inclusión frecuente en la alimentación de frutas y verduras enteras, lácteos descremados, cereales integrales, leguminosas, carnes blancas y oleaginosas; aunado a una limitación en el consumo de fuentes de grasas saturadas y grasas trans, azúcares añadidos, alcohol y cafeína (30). Además de cumplir con las recomendaciones anteriores en cuanto a los grupos de alimentación, el principal mecanismo de acción de la dieta DASH es a través del consumo adecuado de ciertos micronutrimentos que tienen efectos a nivel intracelular para promover vasodilatación, natriuresis y mejorar la función endotelial; se debe de cubrir un consumo de al menos 4,700 mg/día de potasio, 1,250 mg/día de calcio y 500 mg/día de magnesio (31). El consumo de sodio se debe de restringir a máximo 2,300 mg/día o 1,500 mg/día dependiendo del efecto que se quiera lograr (32). La dieta Mediterránea también ha demostrado ser un patrón de alimentación con muchos beneficios tanto para las personas que padecen HTA como las que presentan mayor riesgo cardiovascular en general (33,34). La dieta Mediterránea comparte muchas características en común con la dieta DASH y se agrega el uso del aceite de oliva como la fuente principal de grasa en la dieta, el consumo regular y moderado de vino tinto, un alto consumo de pescados y mariscos, reducción del consumo de carnes rojas a pocas ocasiones en el mes y el uso de hierbas, especias, ajo y cebolla para sazonar los alimentos en lugar de sal (35).

Enfermedad Renal Crónica

Los pacientes con enfermedad renal crónica (ERC), especialmente en la etapa terminal en donde se requiere de alguna terapia de reemplazo renal como la diálisis o trasplante, comúnmente presentan alteraciones como anemia, pérdida de nutrimentos durante la diálisis, pérdida del apetito, retención hídrica, catabolismo proteico incrementado, entre otras; lo que los hace más propensos a un generar un estado de inmunodeficiencia, inflamación y malnutrición. Por estas razones, la ERC representa un factor importante para tener mayor susceptibilidad de adquirir alguna una infección y a la vez mayor riesgo de desarrollar complicaciones (36–38).

Se ha reportado que los pacientes en diálisis que adquieren COVID-19 podrían tener una presentación clínica atípica, ya que se observa una menor presencia de fiebre y tos seca (39,40). De igual forma, también se ha detectado mayor presencia de linfopenia, de anomalías bilaterales en campos pulmonares y uso de ventilación mecánica no invasiva en los pacientes en diálisis hospitalizados por COVID-19 en comparación con los pacientes con COVID-19 hospitalizados pero sin ERC. Por lo anterior, se ha observado menos sintomatología pero peores desenlaces en estos pacientes, ya que también presentan mayor riesgo de complicaciones como shock séptico, síndrome de distrés respiratorio agudo, arritmias y daño cardiaco agudo (40–42). Finalmente, esta población también muestra mayor riesgo de mortalidad (14% vs 4%) en comparación con la población general (riesgo relativo [RR]: 2.51, IC 95%: 1.82-3.47), aunque se cree que un factor que podría influir de manera importante en esta asociación, es la edad avanzada que tienen generalmente las personas con ERC (40,43).

Al igual que en las otras patologías revisadas, la alimentación es un componente primordial en el tratamiento integral de los pacientes con ERC. Sin embargo, requiere de un manejo nutricional aún más especializado dependiendo de la etapa de la enfermedad y la terapia de reemplazo renal (prediálisis, diálisis peritoneal, hemodiálisis o trasplante), por lo que es recomendable que un profesional de la nutrición experto en el área renal sea el que proporcione el plan de alimentación. En estos pacientes se debe de asegurar un aporte suficiente de energía por el estado catabólico en el que se encuentran, prescribiéndose comúnmente complementos orales nutricionales. Se debe de cuidar principalmente el aporte de proteína (que es más restringido en la etapa prediálisis y posteriormente se incrementan los requerimientos en el tratamiento de diálisis); además, es necesario adecuar el consumo de sodio, potasio, fósforo y líquidos dependiendo del apego y respuesta de los pacientes al tratamiento médico y de la evaluación antropométrica, bioquímica, clínica, dietética y de composición corporal que hace el profesional de la nutrición. Finalmente, se debe asegurar o incrementar un consumo de otros nutrimentos como calcio y vitamina D por las mismas alteraciones que se desencadenan por la enfermedad (44–46).

Infección por el Virus de la Inmunodeficiencia Humana

Las personas que viven con infección por el virus de la inmunodeficiencia humana (VIH) son particularmente vulnerables durante la pandemia actual. Se pensaba en un inicio que esta población podría tener peores desenlaces clínicos al igual que muchos otros pacientes viviendo con enfermedades crónicas. En una revisión reciente se demostró que las personas que viven con VIH no presentan mayor riesgo de contagio que el resto de la población sin enfermedades crónicas y que pudieran presentar un menor riesgo de contagio de la enfermedad lo cual se origina de la hipótesis que estos pacientes consumen de dos a tres tipos de medicamentos antirretrovirales, los cuales podrían conferir un efecto protector frente a la infección por el virus SARS-CoV-2 (47). En cambio, las personas que viven con VIH pero que no presentan una adherencia adecuada al tratamiento (con carga viral detectable y menor número de linfocitos T CD4+), son una población de mayor riesgo de contagio y de presentar desenlaces clínicos adversos (48). Sin duda alguna, un gran número de variables pudieran influir en el riesgo de contagio y de desarrollar complicaciones por COVID-19 en las personas que viven con VIH. Algunos de los factores que se han propuesto por diferentes investigaciones son el estado nutricional previo, el tipo de medicamentos antirretrovirales que recibe el paciente, el nivel socioeconómico, la presencia de otras comorbilidades como obesidad y diabetes; o bien, presentar infecciones como tuberculosis u otras infecciones oportunistas (48).

Derivado de la contingencia por la epidemia de COVID-19, muchos de los hospitales y centros de salud se convirtieron en centros para la atención de personas infectadas con COVID-19, por lo que se vieron afectadas las consultas médicas de seguimiento y el tratamiento de las personas que viven con

VIH. Es de suma importancia que las personas que viven con VIH dispongan de un amplio suministro de medicamentos antirretrovirales, por lo que se sugiere contar con los insumos necesarios para el tratamiento considerando un periodo de 3 a 6 meses. Se recomienda garantizar el acceso a la atención médica de las personas que viven con VIH, y por otro lado, priorizar la atención médica oportuna de las personas con bajos conteos de linfocitos T CD4+, las cuales son particularmente vulnerables y que posiblemente pueden presentar desenlaces clínicos adversos por la enfermedad, al igual que las personas con comorbilidades como la presencia de tuberculosis; o bien, que no tengan éxito virológico de acuerdo a sus determinaciones de carga viral (>50 copias/ml) (49,50).

Es importante que todas las personas que viven con VIH tengan una correcta adherencia al tratamiento antirretroviral, consuman una dieta balanceada rica en antioxidantes y practiquen ejercicio de manera regular al igual que el resto de la población; todo esto con la finalidad de mejorar las condiciones generales de salud. Asimismo, se debe recalcar la importancia de garantizar la provisión del medicamento antirretroviral para el correcto control de la enfermedad y, por lo tanto, mejorar el pronóstico de estos pacientes. Se recomienda reforzar las medidas de distanciamiento social, uso de cubrebocas y medidas de higiene en las personas que viven con VIH.

Referencias

1. Zhou F, Yu T, Du R, Fan G, Liu Y, Liu Z, et al. Clinical course and risk factors for mortality of adult inpatients with COVID-19 in Wuhan, China: a retrospective cohort study. Lancet. 2020;395(10229):1054–62.
2. Wang X, Fang X, Cai Z, Wu X, Gao X, Min J, et al. Comorbid Chronic Diseases and Acute Organ Injuries Are Strongly Correlated with Disease Severity and Mortality among COVID-19 Patients: A Systemic Review and Meta-Analysis. Res (Wash D C). 2020;2402961.
3. Wiersinga WJ, Rhodes A, Cheng AC, Peacock SJ, Prescott HC. Pathophysiology, Transmission, Diagnosis, and Treatment of Coronavirus Disease 2019 (COVID-19): A Review. JAMA - J Am Med Assoc. 2020;32648899.
4. Garg S, Kim L, Whitaker M, O'Halloran A, Cummings C, Holstein R, et al. Hospitalization Rates and Characteristics of Patients Hospitalized with Laboratory-Confirmed Coronavirus Disease 2019 — COVID-NET, 14 States, March 1–30, 2020. MMWR Morb Mortal Wkly Rep. 2020;69(15):458–64.

5. Richardson S, Hirsch JS, Narasimhan M, Crawford JM, McGinn T, Davidson KW, et al. Presenting Characteristics, Comorbidities, and Outcomes among 5700 Patients Hospitalized with COVID-19 in the New York City Area. JAMA - J Am Med Assoc. 2020;323(20):2052–9.
6. Wang B, Li R, Lu Z, Huang Y. Does comorbidity increase the risk of patients with covid-19: Evidence from meta-analysis. Aging (Albany NY). 2020;12(7):6049–57.
7. Saeedi P, Petersohn I, Salpea P, Malanda B, Karuranga S, Unwin N, et al. Global and regional diabetes prevalence estimates for 2019 and projections for 2030 and 2045: Results from the International Diabetes Federation Diabetes Atlas, 9th edition. Diabetes Res Clin Pract. 2019;157:107843.
8. Muniyappa R, Gubbi S. COVID-19 Pandemic, Corona Viruses, and Diabetes Mellitus. Am J Physiol Endocrinol Metab. 2020;318(5):E736–41.
9. Guo W, Li M, Dong Y, Zhou H, Zhang Z, Tian C, et al. Diabetes is a risk factor for the progression and prognosis of COVID-19. Diabetes Metab Res Rev. 2020;e3319.
10. 1Kumar A, Arora A, Sharma P, Anikhindi SA, Bansal N, Singla V, et al. Is diabetes mellitus associated with mortality and severity of COVID-19? A meta-analysis. Diabetes Metab Syndr Clin Res Rev. 2020;14(4):535–45.
11. American Diabetes Association. 5. Facilitating Behavior Change and Well-being to Improve Health Outcomes: Standards of Medical Care in Diabetes-2020. Diabetes Care. 2020;43:S48–65.

12. Feinman RD, Pogozelski WK, Astrup A, Bernstein RK, Fine EJ, Westman EC, et al. Dietary carbohydrate restriction as the first approach in diabetes management: Critical review and evidence base. Nutrition. 2015;31(1):1–13.
13. Mozaffarian D, Ludwig DS. The 2015 US dietary guidelines: Lifting the ban on total dietary fat. JAMA - J Am Med Assoc. 2015;313(24):2421–2.
14. Noakes TD, Windt J. Evidence that supports the prescription of low-carbohydrate high-fat diets: A narrative review. Br J Sports Med. 2017;51(2):133–9.
15. Blüher M. Obesity: global epidemiology and pathogenesis. Nat Rev Endocrinol. 2019;15(5):288–98.
16. World Health Organization. Obesity and overweight [Internet]. 2020 [cited 2020 Sep 1]. Available from: https://www.who.int/news-room/fact-sheets/detail/obesity-and-overweight
17. Wharton S, Lau DCW, Vallis M, Sharma AM, Biertho L, Campbell-Scherer D, et al. Obesity in adults: a clinical practice guideline. CMAJ. 2020;192(31):E875–91.
18. Peçanha T, Goessler KF, Roschel H, Gualano B. Social isolation during the covid-19 pandemic can increase physical inactivity and the global burden of cardiovascular disease. Am J Physiol Circ Physiol. 2020;ajpheart.00268.2020.
19. Gao F, Zheng KI, Wang X-B, Sun Q-F, Pan K-H, Wang T-Y, et al. Obesity Is a Risk Factor for Greater COVID-19 Severity. Diabetes Care. 2020;dc200682.
20. Garvey WT, Mechanick JI, Brett EM, Garber AJ, Hurley DL, Jastreboff AM, et al. American association of clinical endocrinologists and American college of endocrinology

comprehensive clinical practice guidelines for medical care of patients with obesity. Endocr Pract. 2016;22(Suppl 3):1–203.

21. Jensen MD, Ryan DH, Apovian CM, Ard JD, Comuzzie AG, Donato KA, et al. 2013 AHA/ACC/TOS guideline for the management of overweight and obesity in adults: A report of the American College of cardiology/American Heart Association task force on practice guidelines and the obesity society. Circulation. 2014;129(25):S102-38.
22. Magkos F. The role of dietary protein in obesity. Rev Endocr Metab Disord. 2020;21(3):329–40.
23. Goss AM, Goree LL, Ellis AC, Chandler-Laney PC, Casazza K, Lockhart ME, et al. Effects of diet macronutrient composition on body composition and fat distribution during weight maintenance and weight loss. Obesity. 2013;21(6):1139–42.
24. Franz MJ, Boucher JL, Rutten-Ramos S, VanWormer JJ. Lifestyle Weight-Loss Intervention Outcomes in Overweight and Obese Adults with Type 2 Diabetes: A Systematic Review and Meta-Analysis of Randomized Clinical Trials. J Acad Nutr Diet. 2015;115(9):1447–63.
25. Mills KT, Stefanescu A, He J. The global epidemiology of hypertension. Nat Rev Nephrol. 2020;16(4):223–37.
26. Pan W, Zhang J, Wang M, Ye J, Xu Y, Shen B, et al. Clinical Features of COVID-19 in Patients With Essential Hypertension and the Impacts of Renin-angiotensin-aldosterone System Inhibitors on the Prognosis of COVID-19 Patients. Hypertens (Dallas, Tex 1979). 2020;76(3):732–41.

27. Gao C, Gao C, Cai Y, Cai Y, Zhang K, Zhang K, et al. Association of hypertension and antihypertensive treatment with COVID-19 mortality: a retrospective observational study. Eur Heart J. 2020;41(22):2058–66.
28. Schwingshackl L, Chaimani A, Schwedhelm C, Toledo E, Pünsch M, Hoffmann G, et al. Comparative effects of different dietary approaches on blood pressure in hypertensive and pre-hypertensive patients: A systematic review and network meta-analysis. Crit Rev Food Sci Nutr. 2019;59(16):2674–87.
29. Ozemek C, Laddu DR, Arena R, Lavie CJ. The role of diet for prevention and management of hypertension. Curr Opin Cardiol. 2018;33(4):388–93.
30. Campbell AP. DASH eating plan: An eating pattern for diabetes management. Diabetes Spectr. 2017;30(2):76–81.
31. Appel LJ, Moore TJ, Obarzanek E, Vollmer WM, Svetkey LP, Sacks FM, et al. A clinical trial of the effects of dietary patterns on blood pressure. N Engl J Med. 1997;336(16):1117–24.
32. Sacks FM, Svetkey LP, Vollmer WM, Appel LJ, Bray GA, Harsha D, et al. Effects on blood pressure of reduced dietary sodium and the dietary approaches to stop hypertension (dash) diet. N Engl J Med. 2001;344(1):3–10.
33. Toledo E, Hu FB, Estruch R, Buil-Cosiales P, Corella D, Salas-Salvadó J, et al. Effect of the Mediterranean diet on blood pressure in the PREDIMED trial: Results from a randomized controlled trial. BMC Med. 2013;11(1):207.
34. Jennings A, Berendsen AM, De Groot LCPGM, Feskens EJM, Brzozowska A, Sicinska E, et al. Mediterranean-style

diet improves systolic blood pressure and arterial stiffness in older adults: Results of a 1-year european multi-center trial. Hypertension. 2019;73(3):578–86.

35. Davis C, Bryan J, Hodgson J, Murphy K. Definition of the mediterranean diet: A literature review. Nutrients. 2015;7(11):9139–53.
36. Kato S, Chmielewski M, Honda H, Pecoits-Filho R, Matsuo S, Yuzawa Y, et al. Aspects of immune dysfunction in end-stage renal disease. Clin J Am Soc Nephrol. 2008;3(5):1526–33.
37. Hsu H-W, Lang C-L, Wang M-H, Chiang C-K, Lu K-C. A Review of Chronic Kidney Disease and the Immune System: A Special Form of Immunosenescence. J Gerontol Geriat Res. 2014;3(2):144.
38. Obi Y, Qader H, Kovesdy CP, Kalantar-Zadeh K. Latest consensus and update on protein-energy wasting in chronic kidney disease. Curr Opin Clin Nutr Metab Care. 2015;18(3):254–62.
39. Xiong F, Tang H, Liu L, Tu C, Tian JB, Lei CT, et al. Clinical characteristics of and medical interventions for COVID-19 in hemodialysis patients in Wuhan, China. J Am Soc Nephrol. 2020;31(7):1387–97.
40. Wu J, Li J, Zhu G, Zhang Y, Bi Z, Yu Y, et al. Clinical Features of Maintenance Hemodialysis Patients with 2019 Novel Coronavirus-Infected Pneumonia in Wuhan, China. Clin J Am Soc Nephrol. 2020;15(8):1139–45.
41. Ajaimy M, Melamed ML. COVID-19 in Patients with Kidney Disease. Clin J Am Soc Nephrol. 2020;15(8):1087–9.

42. Zhang J, Cao F, Wu SK, Xiang-Heng L, Li W, Li G sen, et al. Clinical characteristics of 31 hemodialysis patients with 2019 novel coronavirus: a retrospective study. Ren Fail. 2020;42(1):726–32.
43. Yamada T, Mikami T, Chopra N, Miyashita H, Chernyavsky S, Miyashita S. Patients with chronic kidney disease have a poorer prognosis of coronavirus disease 2019 (COVID-19): an experience in New York City. Int Urol Nephrol. 2020;52(7):1405–6.
44. Kopple JD. National Kidney Foundation K/DOQI Clinical Practice Guidelines for Nutrition in Chronic Renal Failure. Am J Kidney Dis. 2001;37(Suppl 2):S66-70.
45. Cano N, Fiaccadori E, Tesinsky P, Toigo G, Druml W, Kuhlmann M, et al. ESPEN Guidelines on Enteral Nutrition: Adult Renal Failure. Clin Nutr. 2006;25(2):295–310.
46. Espinosa-Cuevas MD los Á. Renal disease. Gac Med Mex. 2016;152(Suppl 1):90–6.
47. Laurence J. Why Aren't People Living with HIV at Higher Risk for Developing Severe Coronavirus Disease 2019 (COVID-19)? AIDS Patient Care STDS. 2020;34(6):247–8.
48. Chenneville T, Gabbidon K, Hanson P, Holyfield C. The impact of COVID-19 on HIV treatment and research: A call to action. Int J Environ Res Public Health. 2020;17(12):1–14.
49. Hogan AB, Jewell BL, Sherrard-Smith E, Vesga JF, Watson OJ, Whittaker C, et al. Potential impact of the COVID-19 pandemic on HIV, tuberculosis, and malaria in low-income and middle-income countries: a modelling study. Lancet Glob Heal. 2020;8(9):e1132–41.

50. Masukume G, Mapanga W, Zyl DS van. COVID-19 and HIV co-infection: a living systematic evidence map of current research. medRxiv. 2020;20122606.

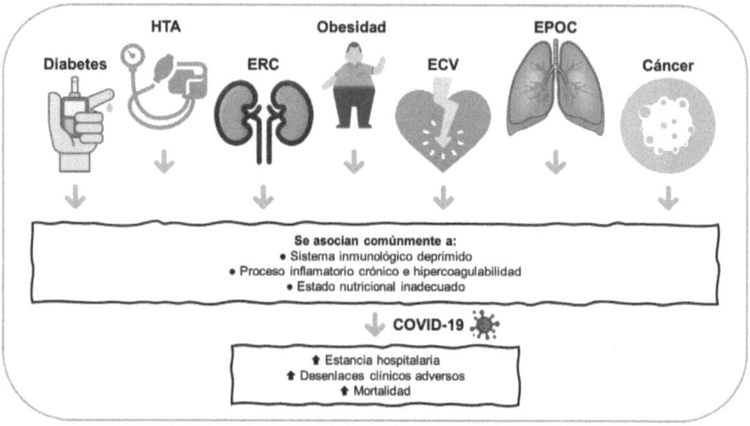

Figura 3-1. Enfermedades crónicas asociadas a la COVID-19 y sus posibles consecuencias derivadas de los efectos a la salud por la presencia de estas patologías. HTA: hipertensión arterial; ERC: enfermedad renal crónica, ECV: enfermedad cardiovascular; EPOC: enfermedad pulmonar obstructiva crónica; COVID-19: enfermedad por coronavirus 2019.

CAPÍTULO 4

PROBIÓTICOS Y COVID-19

Alonso Romo Romo

Otra de las intervenciones prometedoras para aminorar los efectos de la enfermedad por coronavirus 2019 (COVID-19) son los probióticos; ya que, además de que podrían disminuir la presencia de ciertos síntomas gastrointestinales (GI) relativamente frecuentes en esta población, la microbiota intestinal (MI) también juega un papel muy importante en la inmunomodulación del organismo.

Síntomas gastrointestinales y COVID-19

Se ha reportado una prevalencia muy variable (desde 3.0 hasta 39.6%) de síntomas gastrointestinales (GI) en pacientes con COVID-19, siendo el más frecuente la diarrea (7.5%), seguido de náusea, anorexia, vómito, dolor abdominal y eructos/reflujo en menor proporción (1). El receptor de la enzima convertidora de angiotensina II (ACE2) se expresa en diferentes tejidos como las células endoteliales de los vasos sanguíneos, el epitelio pulmonar e intestinal y en la mucosa oral, pudiendo ser una ruta de infección en el tracto digestivo y explicando la aparición de estos síntomas GI (2,3). Existe evidencia de la presencia de ácidos nucleicos virales del coronavirus tipo 2 del síndrome respiratorio agudo grave (SARS-CoV-2) en la saliva y las heces (4), aunque en otros estudios se observó que pacientes que dieron una prueba positiva en heces no desarrollaron síntomas GI, lo que demuestra la heterogeneidad con la que puede presentarse la infección (5,6). No se ha determinado el impacto que tienen los síntomas GI en el pronóstico de la enfermedad, pero se cree que puede empeorar el curso clínico de los pacientes infectados. Por lo tanto, es relevante identificar las alteraciones GI que pueden ser manifestaciones iniciales de la COVID-19 y tomar las precauciones necesarias ante una posible transmisión fecal-oral del virus (1,4,7). El desarrollo de estos síntomas GI en los pacientes con COVID-19, principalmente diarrea, puede generar alteraciones significativas en la MI y se ha visto que el mantener un balance adecuado en la composición bacteriana del intestino puede reducir la enteritis y el riesgo del uso de ventilador mecánico por neumonía (8).

Probióticos, prebióticos y simbióticos

El uso de probióticos, que son microorganismos (MO) vivos que benefician la salud, es una de las herramientas más utilizadas para la corrección de disbiosis y el manteniendo de una composición saludable de la MI (9). La MI se define como el conjunto de MO que habitan en un nicho ecológico determinado, mientras que la disbiosis, es un desequilibrio en la composición o diversidad bacteriana en comparación con el patrón que se considera normal (10). Los dos principales phylums presentes en la MI son los firmicutes y bacteroidetes, que incluyen una gran variedad de bacterias Gram positivas y negativas que pueden actuar como patógenas para el ser humano, o bien, con efectos benéficos como las bacterias probióticas (11). Las principales funciones de la MI incluyen la fermentación de polisacáridos no digeribles para la producción ácidos grasos de cadena corta que tienen múltiples efectos positivos en el cuerpo; de igual forma, la MI favorece el metabolismo energético con la extracción y absorción de nutrimentos, promueve la síntesis de la vitamina K y otras vitaminas del complejo B e interviene en la inmunidad y la inflamación sistémica (12). Algunos de los factores que pueden afectar y/o modificar la MI son la alimentación, el estrés, el uso de antibióticos, antiinflamatorios, antiácidos y laxantes (13). En una serie de casos de pacientes con COVID-19 se observó que presentan una menor abundancia relativa de los géneros *Lactobacillus* y *Bifidobacterium*, sin embargo, aún no se conoce el impacto del uso de probióticos en la mortalidad de estos pacientes (14,15).

Los probióticos se encuentran de forma natural en alimentos fermentados como el yogurt, kéfir, encurtidos como aceitunas y pepinillos, y en otros alimentos comunes en países generalmente asiáticos como el kimchi, chucrut, kombucha, miso y tempeh. De igual forma, se pueden obtener a través de diferentes presentaciones farmacéuticas como cápsulas, soluciones, tabletas y en polvo (16). Se debe de asegurar una cantidad suficiente de estos MO vivos para poder ver significativamente los efectos positivos que generan en las situaciones en las que principalmente se recomiendan prescribir; por ejemplo, en casos de diarrea aguda infecciosa, al finalizar un tratamiento con antibióticos, como prevención de infección por *Clostridium difficile* y enterocolitis necrosante, disminución de los eventos adversos de la terapia de erradicación del *Helicobacter pylori*, reducción de los síntomas del síndrome de intestino irritable, para el estreñimiento funcional y en la encefalopatía hepática (9,16). Además, estas bacterias probióticas generan efectos inmunomoduladores y antiinflamatorios (7,17).

Es ideal administrar prebióticos en conjunto con los probióticos, que son componentes no digeribles de un alimento que generan crecimiento y mayor actividad de los MO benéficos (18). Los prebióticos se pueden obtener a partir de la fibra en alimentos como leguminosas, verduras (espárragos, cebolla, alcachofa, espinaca), frutas (manzana, plátano, guayaba) y cereales integrales (trigo, avena, cebada). También existen presentaciones comerciales de simbióticos, que combinan a los probióticos con prebióticos como la inulina o los fructooligosacáridos, lo cual facilita el suministro de ambos componentes en un mismo producto para observar su efecto sinérgico (19).

Efectos inmunomoduladores de los probióticos

Como se mencionó anteriormente, los probióticos promueven el funcionamiento adecuado del sistema inmunológico, a través de una MI equilibrada y diversa. Al administrar probióticos se ejerce un efecto inhibitorio sobre bacterias patógenas que pueden liberar diferentes metabolitos que favorecen un estado proinflamatorio (20). Las bacterias probióticas disminuyen la permeabilidad intestinal, evitando la translocación bacteriana para el paso de bacterias y sus productos a través de la mucosa intestinal, ya que esto promueve el desarrollo de infecciones y se ha asociado con la falla orgánica múltiple en pacientes críticos. Aunado a esto, las bacterias probióticas interactúan con el tejido linfoide asociado al intestino (GALT, por sus siglas en inglés) en el huésped, preservando su funcionalidad y estimulando la inmunidad innata y adaptativa (21). Se ha comprobado en diferentes revisiones sistemáticas y metaanálisis que los probióticos mejoran la respuesta a las vacunas, disminuyen significativamente el riesgo de presentar infecciones del tracto respiratorio (ITR) y reducen el número de días de la infección (22–24). Específicamente, los *Lactobacillus rhamnosus GG* se han asociado con reducciones modestas en la duración de las ITR (25).

En la COVID-19, aún no se sabe exactamente si la presencia de los receptores de la ACE2 presentes en íleon y colon podrían ser una posible ruta de infección, o bien, intervenir en la evolución de la enfermedad. La replicación viral en el intestino podría incrementar considerablemente la carga viral en la mucosa digestiva y alterar la integridad de la barrera intestinal (26). Por lo tanto, los probióticos podrían intervenir en este mecanismo al mejorar la actividad del sistema inmune y reduciendo la cascada de citocinas proinflamatorias derivada del desbalance de la MI.

La mayoría de las bacterias Gram negativas se reconocen como patógenas en nuestro cuerpo, por ejemplo, *Escherichia coli*, *Helicobacter pylori*, *Pseudomonas*, *Salmonella* y bacterias del género *Bacteroides*. Estas bacterias contienen en la membrana externa de su pared celular, un compuesto llamado lipopolisacárido (LPS). El LPS está conformado por un polisacárido hidrofílico y el lípido A, que nuestro organismo lo reconoce como una endotoxina. El LPS interactúa con los receptores tipo Toll 4 (TLR4) presentes en las células responsables de nuestra inmunidad, incrementando la producción de citocinas proinflamatorias como el factor de necrosis tumoral alfa (TNF-α), interleucina 1 beta (IL-β) e interleucina 6 (IL-6) y siendo el mecanismo por el cual la disbiosis de la MI genera muchas de las alteraciones que se le atribuyen (27,28).

Prescripción

Se deben de tomar en cuenta diferentes aspectos para lograr una suplementación correcta de los probióticos. Uno de los factores más importantes es la cantidad administrada de MO ya que, de acuerdo a la Asociación Científica Internacional de Probióticos y Prebióticos (ISAPP, por sus siglas en inglés), se requieren dosis de por lo menos 1 x 109 unidades formadoras de colonias (UFC) de estas bacterias para poder observar los efectos benéficos de los probióticos, tales como la reducción de la duración de la diarrea (9). Los probióticos más recomendados en casos de gastroenteritis aguda son *Saccharomyces boulardii, Lactobacillus rhamnosus GG, Lactobacillus reuteri* y *Lactobacillus acidophilus* (29). Es importante mencionar que se debe de evitar caer en un exceso en el consumo de probióticos, principalmente a través de formas farmacéuticas; ya que una suplementación prolongada, puede generar por el contrario sobrepoblación bacteriana y producir meteorismo, caracterizado por distensión abdominal y producción excesiva de gases en el tracto GI derivado de una alta fermentación por parte de las bacterias presentes en el colon. Por lo tanto, es ideal que después de un episodio de diarrea agua o tras el tratamiento con antibióticos, se suplemente con probióticos por un periodo constante y se suspendan posteriormente, ya que esa MI saludable se puede modular y mantener con la dieta a través del consumo de alimentos ricos en prebióticos y probióticos.

Es recomendable que el suplemento de probióticos que se prescriba, tenga una combinación de diferentes cepas benéficas para favorecer la diversidad de la MI y, en caso de ser posible, administrar las bacterias que en específico han demostrado efectos positivos para la condición que estamos tratando. Durante la suplementación, incrementar el consumo de prebióticos en la dieta y, de preferencia, elegir una presentación comercial en forma de simbiótico. Dependiendo de la forma farmacéutica del suplemento, si las cápsulas son de liberación prolongada podrán consumirse con los alimentos o justo antes de iniciar a comer y sin combinarlos con bebidas calientes o ácidas, de lo contrario, deben de tomarse en ayuno y esperar de 30 a 60 minutos para consumir alimentos para promover que los MO sobrevivan al proceso digestivo, ya que un pH bajo acabaría con ellos

En el caso de preferir el consumo de algún alimento de uso común como el yogurt o kéfir, la decisión del producto a consumir debe de basarse no solo en el aporte y la combinación de los probióticos en el alimento (lo cual es muy relevante), sino también en el contenido de grasa y azúcares añadidos para poder elegir una opción totalmente saludable. Es importante mantener siempre la cadena de frío de estos productos, ya que algunas de las bacterias probióticas son sensibles al aumento de la temperatura y podrían no sobrevivir. En la figura 4-1 se muestran gráficamente los principales factores a considerar en la prescripción de los probióticos.

Conclusiones

Los probióticos pueden ejercer un efecto benéfico no solamente en la mejoría de los síntomas GI, sino también a manera de profilaxis contra las infecciones; y aunque su efecto no se ha demostrado específicamente para la COVID-19, se cree que podría mediar la respuesta del sistema inmune y aminorar la exacerbación de la inflamación que se observa en estos pacientes. Es importante promover la eubiosis a través de la suplementación con probióticos, sin embargo, los profesionales de la salud deben de estar capacitados para hacer una prescripción adecuada, evitar efectos secundarios asociados y asegurar los beneficios de estos.

Referencias

1. Schmulson M, Dávalos F, Berumen J. Beware: Gastrointestinal symptoms can be a manifestation of COVID-19. Rev Gastroenterol México. 2020;85(3):282–7.
2. Zou X, Chen K, Zou J, Han P, Hao J, Han Z. Single-cell RNA-seq data analysis on the receptor ACE2 expression reveals the potential risk of different human organs vulnerable to 2019-nCoV infection. Front Med. 2020;14(2):185–92.
3. Xu H, Zhong L, Deng J, Peng J, Dan H, Zeng X, et al. High expression of ACE2 receptor of 2019-nCoV on the epithelial cells of oral mucosa. Int J Oral Sci. 2020;12(1):8.
4. Gu J, Han B, Wang J. COVID-19: Gastrointestinal Manifestations and Potential Fecal–Oral Transmission. Gastroenterology. 2020;158(6):1518–9.
5. Zhang JC, Wang S Bin, Xue YD. Fecal specimen diagnosis 2019 novel coronavirus–infected pneumonia. J Med Virol. 2020;92(6):680–2.
6. Lin L, Jiang X, Zhang Z, Huang S, Zhang Z, Fang Z, et al. Gastrointestinal symptoms of 95 cases with SARS-CoV-2 infection. Gut. 2020;69(6):997–1001.

7. Di Renzo L, Merra G, Esposito E, De Lorenzo A. Are probiotics effective adjuvant therapeutic choice in patients with COVID-19? Eur Rev Med Pharmacol Sci. 2020;24(8):4062–3.
8. Bradley KC, Finsterbusch K, Schnepf D, Crotta S, Llorian M, Davidson S, et al. Microbiota-Driven Tonic Interferon Signals in Lung Stromal Cells Protect from Influenza Virus Infection. Cell Rep. 2019;28(1):245-256.e4.
9. Hill C, Guarner F, Reid G, Gibson GR, Merenstein DJ, Pot B, et al. Expert consensus document: The international scientific association for probiotics and prebiotics consensus statement on the scope and appropriate use of the term probiotic. Nat Rev Gastroenterol Hepatol. 2014;11(8):506–14.
10. Valdes AM, Walter J, Segal E, Spector TD. Role of the gut microbiota in nutrition and health. BMJ. 2018;361(Suppl 1):36–44.
11. Rinninella E, Raoul P, Cintoni M, Franceschi F, Miggiano GAD, Gasbarrini A, et al. What is the healthy gut microbiota composition? A changing ecosystem across age, environment, diet, and diseases. Microorganisms. 2019;7(1):14.
12. Rowland I, Gibson G, Heinken A, Scott K, Swann J, Thiele I, et al. Gut microbiota functions: metabolism of nutrients and other food components. Eur J Nutr. 2018;57(1):1–24.
13. Icaza-Chávez ME. [Gut microbiota in health and disease]. Rev Gastroenterol Mex. 2013;78(4):240–8.
14. Xu K, Cai H, Shen Y, Ni Q, Chen Y, Hu S, et al. [Management of COVID-19: the Zhejiang experience]. Zhejiang Da Xue Xue Bao Yi Xue Ban. 2020;49(2):147–57.

15. Mak JWY, Chan FKL, Ng SC. Probiotics and COVID-19: one size does not fit all. Lancet Gastroenterol Hepatol. 2020;5(7):644–5.
16. Valdovinos MA, Montijo E, Abreu AT, Heller S, González-Garay A, Bacarreza D, et al. Consenso mexicano sobre probióticos en gastroenterología. Rev Gastroenterol Mex. 2017;82(2):156–78.
17. Oelschlaeger TA. Mechanisms of probiotic actions - A review. Int J Med Microbiol. 2010;300(1):57–62.
18. Olveira G, González-Molero I. Actualización de probióticos, prebióticos y simbióticos en nutrición clínica. Endocrinol y Nutr. 2016;63(9):482–94.
19. Olveira Fuster G, González-Molero I. [Probiotics and prebiotics in clinical practice]. Nutr Hosp. 2007;22:26–34.
20. Budhwar S, Sethi K, Chakraborty M. A Rapid Advice Guideline for the Prevention of Novel Coronavirus Through Nutritional Intervention. Curr Nutr Rep. 2020;9(3):119–28.
21. García de Lorenzo y Mateos A, Acosta Escribano J, Rodríguez Montes J. [Clinical importance of bacterial translocation]. Nutr Hosp. 2007;22(Suppl 2):50–5.
22. Hao Q, Dong BR, Wu T. Probiotics for preventing acute upper respiratory tract infections. Cochrane Database Syst Rev. 2015;(2):CD006895.
23. Wang Y, Li X, Ge T, Xiao Y, Liao Y, Cui Y, et al. Probiotics for prevention and treatment of respiratory tract infections in children: A systematic review and meta-analysis of randomized controlled trials. Med (United States). 2016;95(31):e4509.

24. Lei W Te, Shih PC, Liu SJ, Lin CY, Yeh TL. Effect of probiotics and prebiotics on immune response to influenza vaccination in adults: A systematic review and meta-analysis of randomized controlled trials. Nutrients. 2017;9(11):1175.
25. Laursen RP, Hojsak I. Probiotics for respiratory tract infections in children attending day care centers—a systematic review. Eur J Pediatr. 2018;177(7):979–94.
26. Infusino F, Marazzato M, Mancone M, Fedele F, Mastroianni CM, Severino P, et al. Diet supplementation, probiotics, and nutraceuticals in SARS-CoV-2 infection: A scoping review. Nutrients. 2020;12(6):1–21.
27. Rhee SH. Lipopolysaccharide: Basic Biochemistry, Intracellular Signaling, and Physiological Impacts in the Gut. Intest Res. 2014;12(2):90–5.
28. Park BS, Lee JO. Recognition of lipopolysaccharide pattern by TLR4 complexes. Exp Mol Med. 2013;45(12):e66.
29. Szajewska H, Guarino A, Hojsak I, Indrio F, Kolacek S, Shamir R, et al. Use of probiotics for management of acute gastroenteritis: A position paper by the ESPGHAN working group for probiotics and prebiotics. J Pediatr Gastroenterol Nutr. 2014;58(4):531–9.

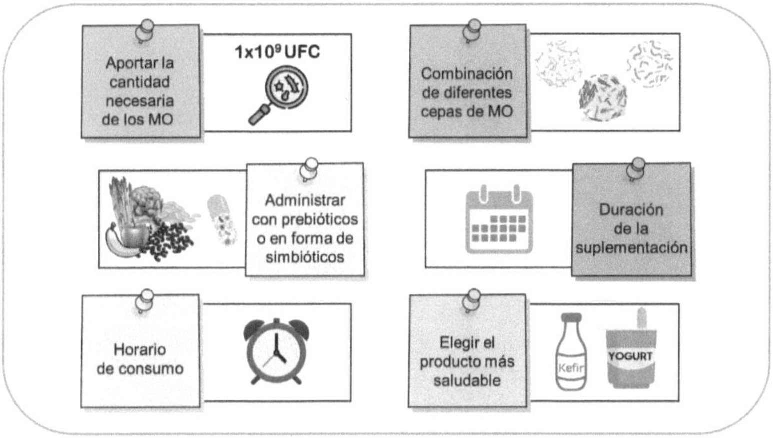

Figura 4-1. Factores a considerar en la suplementación de probióticos para aumentar la efectividad del tratamiento. MO: microorganismos; UFC: unidades formadoras de colonias.

CAPÍTULO 5

TERAPIA MÉDICO NUTRICIONAL EN PACIENTES HOSPITALIZADOS INFECTADOS CON COVID-19

Enrique Cervantes Pérez, Carlos A. Reyes Torres

Introducción

Numerosos casos de neumonía comunitaria causada por un nuevo virus, llamado coronavirus tipo 2 del síndrome respiratorio agudo grave (SARS-CoV-2), se reportó inicialmente en Wuhan, China, a final del mes de diciembre de 2019. Hasta inicios de marzo de 2021, se han reportado poco más de 65 millones de casos, así como más de 2.5 millones de muertes en todo el mundo. Aunque se han hecho múltiples comparaciones con otras pandemias por coronavirus, el impacto de la actual pandemia se desconoce.

El propósito del presente capitulo es resumir e identificar la evidencia actual acerca de la infección por SARS-Cov-2 y describir las intervenciones nutricionales posibles y potenciales en el tratamiento de pacientes hospitalizados con la enfermedad por coronavirus 2019 (COVID-19) en áreas no críticas.

Los coronavirus se propagan principalmente por aves y mamíferos. Las variedades genéticas más amplias infectan murciélagos, sin embargo, dos subtipos afectan al ser humano: los alfa y beta coronavirus (1). Entre los coronavirus tipo beta se incluyen el SARS-CoV, el síndrome respiratorio de Medio Oriente asociado a coronavirus (MERS-CoV) y la nueva variante de COVID-19, todos estos son miembros de la familia *Coronaviridae* de la orden Nidovirales (2).

Actualmente, no existe tratamiento avalado o vacuna alguna para esta enfermedad. Dada la ausencia de tratamiento específico, existe una necesidad creciente para encontrar alternativas y soluciones potenciales para prevenir y controlar la infección y de esa manera, mejorar el pronóstico a corto y largo plazo.

Evaluación de la desnutrición en pacientes hospitalizados

Los adultos mayores, personas con comorbilidades y aquellos pacientes con enfermedades agudas o crónicas, tienen un riesgo más elevado de complicaciones y mortalidad por COVID-19. Se debe identificar de manera temprana el riesgo nutricional y la presencia de desnutrición en todos los pacientes. Las escalas NRS-2002 (Nutrition Risk Screening-2002) y MUST (Malnutrition Universal Screening Tool) se utilizan en pacientes hospitalizados o en enfermedades específicas para la evaluación del riesgo de nutricional. Otras herramientas son el Mini Nutritional Assessment (MNA), la Valoración Global

Subjetiva y la escala NUTRIC (Nutrition Risk in Critically Ill) para pacientes críticos (3,4).

Recientemente los criterios GLIM (Global Leadership Initiative on Malnutrition) proponen dos pasos para el diagnóstico de la desnutrición, identificando primero a los pacientes de riesgo mediante escalas de evaluación (MUST, NRS-2002) y posteriormente determinando el grado severidad de la desnutrición (5). Debido a que los pacientes con riesgo de desnutrición tienen peor evolución clínica y mayor riesgo de mortalidad, estas consideraciones pueden ser aplicadas en pacientes hospitalizados con riesgo de infección por COVID-19.

El estado nutricional, la prevención y el tratamiento de la desnutrición constituyen la piedra angular para disminuir complicaciones en pacientes que pudieran infectarse en el futuro. Algunos síntomas gastrointestinales de SARS-CoV-2 incluyendo nausea, vómito y diarrea que pueden comprometer la ingestión de alimentos y su absorción (6,7).

Requerimientos energéticos

Macronutrimentos

Con base en la pandemia de la "gripe española" de los años 1918-19 que afectó de manera aguda al 30% de la población mundial y ocasionó 40 millones de muertes y más recientemente la pandemia de influenza AH1N1 en 2009, todos estos estudios demostraron que la severidad de la enfermedad dependía de factores virales y del huésped. Algunos de estos incluyen respuestas inmunes celulares y humorales, aspectos genéticos y también nutricionales. Además, un reto actual no solo es el cuidado de los pacientes con desnutrición, además los pacientes obesos son un grupo poblacional vulnerable dado el creciente número de obesos en todo el mundo, ya que se han descrito algunas respuestas virales relacionadas a células $CD8^+$ T en estos pacientes (8).

La consejería nutricional en pacientes infectados por SARS-CoV-2 puede realizarse usando dispositivos electrónicos siempre y cuando sea posible para minimizar la exposición del personal de salud. Aquellos pacientes con riesgo nutricional deben recibir apoyo nutricional lo antes posible, con especial atención en el aumento de la ingestión proteica a través de suplementos orales (8).

Con relación al cálculo de requerimientos, debe considerarse el uso de calorimetría indirecta de ser posible. Algunas otras alternativas son las ecuaciones de predicción de energía. Para los pacientes con comorbilidades arriba de 65 años se recomiendan 27 kcal/kg peso por día, mientras que aquellos severamente desnutridos con comorbilidades deben de considerarse hasta 30 kcal/kg de peso por día. Es importante alcanzar una meta de 30 kcal/kg de peso de manera gradual cuando sea posible para de esta manera evitar el síndrome de realimentación (3,9).

Las necesidades proteicas se calculan en función de la edad, estado nutricional, nivel de actividad física, el estado de la enfermedad y la tolerancia. Los pacientes geriátricos deben recibir 1 g de proteína por kg de peso corporal/día y > 1 g por kg de peso corporal/día en pacientes con comorbilidades para prevenir la pérdida de peso corporal, readmisión hospitalaria y reducir el riesgo de complicaciones (3,9). La relación de calorías no proteicas (grasas y carbohidratos), en sujetos sin síndrome de dificultad respiratoria aguda, se recomienda una relación de 30:70 respectivamente. Los pacientes que no están en riesgo de desnutrición deben mantener un consumo adecuado de proteínas (1.5 g/kg/d) y calorías no proteicas (25-30 kcal/kg/día) (10). En la figura 5-1 se describe una guía rápida para el manejo nutricional de los pacientes hospitalizados con COVID-19.

Micronutrimentos

*Elementos Traza

Los oligoelementos o elementos traza, son fundamentales para el adecuado funcionamiento del organismo, siendo especialmente importantes en los estados de enfermedad. No hay recomendaciones específicas sobre cómo suplementar oligoelementos durante infecciones asociadas a COVID-19. Sin embargo, existe evidencia acerca de los beneficios de estos minerales y su importancia en el adecuado funcionamiento del cuerpo, que deben suplementarse en caso de deficiencia (11).

1. Selenio: es un oligoelemento que interviene en las reacciones de oxidación-reducción de los mamíferos (12). El estado nutricional del hospedero juega un papel muy importante en las enfermedades infecciosas. La deficiencia nutricional impacta no solo en la respuesta inmune sino en el virus por sí mismo. La deficiencia de selenio causa estrés oxidativo en el hospedero y puede alterar el genoma viral haciendo que un virus levemente patogénico pueda actuar de manera altamente virulenta (13). Esto se debe a que el selenio funciona como cofactor de un grupo de enzimas que junto con la vitamina E previenen la for-

mación de radicales libres y previenen el daño oxidativo de las células y los tejidos (14).

2. Zinc: es un oligoelemento de la dieta que es importante para el mantenimiento y desarrollo del sistema inmune innato y adaptativo (15). La deficiencia de zinc da como resultado la disfunción de la inmunidad humoral y celular, incrementando la susceptibilidad a infecciones (16). Además, la combinación de zinc y piritiona en concentraciones bajas inhibe la replicación del SARS-CoV (17). Por lo tanto, la suplementación con zinc podría tener un efecto no solo en los síntomas relacionados a la COVID-19 como lo son la diarrea e infecciones de las vías respiratorias bajas, sino también en el virus mismo.
3. Hierro: es un elemento necesario tanto para el huésped como para el patógeno. La deficiencia de hierro puede alterar la inmunidad del hospedero mientras que la sobre carga de hierro puede causar estrés oxidativo que da origen a mutaciones virales. Se ha reportado que la deficiencia de hierro es un factor de riesgo para el desarrollo de infecciones agudas de las vías respiratorias recurrentes (18).

*Vitaminas

Se sabe que los pacientes con deficiencias vitamínicas tienen riesgo incrementado de complicaciones ventilatorias. Los pacientes con desnutrición deben ser suplementados con vitaminas y minerales de manera suficiente y oportuna. Parte del tratamiento general de infecciones virales son los suplementos de vitaminas para mejorar la respuesta al tratamiento (19).

1. Vitamina A: la mayoría de las defensas del hospedero dependen de una cantidad adecuada de vitamina A y se ha reportado que la suplementación con vitamina A reduce la morbilidad y mortalidad en varias enfermedades infecciosas. Además, los suplementos de vitamina A ofrecen protección contra complicaciones de otras enfermedades infecciosas potencialmente graves (20–22). El mecanismo por el cual la vitamina A y los retinoides inhiben la replicación del virus del sarampión es mediante la regulación de elementos del sistema inmune innato en células quiescentes no infectadas, haciéndolas refractarias a la infección en la replicación viral subsecuente (23). La vitamina A puede ser una opción prometedora para el tratamiento de la infección del nuevo coronavirus.
2. Vitaminas del complejo B: cada subtipo de vitamina B tiene una función específica; la vitamina B2 (riboflavina) juega un papel importante en el metabolismo energético de todas las células. Keil y cols. reportaron que la vitamina B2 y la luz UV reduce de manera efectiva el título de MERS-CoV en productos humanos derivados del plasma (24). La vitamina B3 (niacina) inhibe de forma significativa la infiltración de neutrófilos en los pulmones, generando efectos antiinflamatorios potentes durante la lesión pulmonar inducida por ventilador especialmente cuando se atribuye a *Staphylococcus Aureus* (25,26). La vitamina B6 (piridoxina) se utiliza en el metabolismo de las proteínas y participa en cerca de 100 reacciones tisulares. Una disminución de los niveles de vitamina B puede debilitar las funciones del sistema inmune del hospedero

en respuesta a las infecciones por lo que deben ofrecerse suplementos en aquellos pacientes con infecciones virales para reforzar el sistema inmunológico.

3. Vitamina C: se reconoce como un antioxidante esencial y un cofactor enzimático en reacciones fisiológicas como producción de hormonas, síntesis de colágeno, fortalecimiento del sistema inmune, también mejora la síntesis de vasopresores, la función endovascular y las modificaciones epigenéticas inmunológicas (27). La vitamina C también tiene efecto antihistamínico leve que otorga mejoría en los síntomas gripales como estornudos, rinorrea, congestión nasal y de senos paranasales (28). El ser humano es incapaz de sintetizar vitamina C, por lo tanto, debe de adquirirla en la dieta. Se ha explorado su uso terapéutico para prevenir la hiperactivación inflamatoria en células linfoides y mieloides. Las altas dosis de vitamina C actúan como prooxidante para las células inmunes, pero como antioxidante en las células epiteliales pulmonares. Sin embargo, no hay evidencia que sugiera su uso de rutina (29,30). Recientemente, se registró un nuevo ensayo en clinicaltrials.gov (identificador: NCT04264533) para investigar los efectos de la infusión de vitamina C en el tratamiento de neumonía severa por COVID-19 en Wuhan, China; siendo uno de los primeros ensayos controlados aleatorizados en probar los efectos de la administración intravenosa de vitamina C en pacientes infectados con este virus. En este estudio, los investigadores tratarán a 140 pacientes con una dosis de 24 g/día de ácido ascórbico vs placebo por 7 días. Se evaluarán los requerimientos

de ventilación mecánica asistida, así como vasopresores, falla orgánica, días de estancia en la unidad de cuidados intensivos y mortalidad a 28 días (31).

4. Vitamina D: además de su rol en el mantenimiento de la integridad ósea, también estimula la maduración de numerosas células incluyendo las del sistema inmune (32). Varias revisiones han evaluado la forma en la que la vitamina D reduce el riesgo de infecciones microbianas y muerte, englobando estos mecanismos en tres categorías: barreras físicas, inmunidad celular innata e inmunidad adaptativa. La vitamina D ayuda a mantener estables las uniones y la adherencia celulares. Varios pacientes adultos sanos se han reportado con niveles bajos de vitamina D, muchos de ellos al final del invierno, por lo cual, la vitamina D podría ser otra opción terapéutica para el tratamiento de este nuevo virus (33).
5. Vitamina E: es una vitamina liposoluble que juega un papel importante en la reducción del estrés oxidativo al unirse a radicales libres generando efecto antioxidante. Al ser un importante antioxidante que elimina los radicales peroxilo y termina la oxidación de ácidos grasos poliinsaturados (AGPI). La intervención nutricional con vitamina E a dosis suplementarias han demostrado que refuerzan las respuestas inmunes celulares y humorales en varias especies animales (34). Se ha reportado que la suplementación con vitamina E incrementa la proliferación de linfocitos, niveles de inmunoglobulinas, respuestas de anticuerpos, la actividad de las células natural killer (NK) así como la producción de interleucina 2 (IL-2)

(35,36). En humanos, varios estudios han determinado los efectos de la vitamina E sobre la incidencia natural de enfermedades infecciosas. Además, múltiples estudios basados en evidencia proponen efectos inmunoestimulantes lo cual confiere una resistencia mejorada contra infecciones. Sin embargo, la magnitud de estos efectos permanece inciertos ya que, en algunos de estos estudios, lo efectos positivos solo se observaron en ciertos subgrupos. Un estudio reciente encontró una menor incidencia de neumonía en aquellos sujetos que consumían 50 mg/día de vitamina E por un periodo de 6 años (37).

Ácidos grasos poliinsaturados

Los AGPI de cadena larga son importantes mediadores de la inflamación y del sistema inmune adaptativo. Los omega-3 y omega 6 promueven respuestas antiinflamatorias y proinflamatorias, además d que son precursores de moléculas protectinas/resolvinas y prostaglandinas/leucotrienos, respectivamente. Se ha encontrado que la protectina D1, un mediador lipídico derivado de estos AGPI omega, puede atenuar la replicación viral de la influenza mediante la maquinaria de exportación del RNA. Los omega-3, incluyendo la protectina D1 podrían considerarse como una potencial intervención terapéutica para la COVID-19 (11).

Alteraciones en la deglución post-extubación

Las alteraciones en la deglución son condiciones frecuentes en pacientes que requirieron ventilación mecánica asistida. Considerando la problemática actual con el gran número de pacientes que ingresan con diagnóstico de neumonía severa por SARS-CoV-2 y que requieren de apoyo ventilatorio, resulta necesario evaluar la mecánica de la deglución en pacientes que requirieron intubación orotraqueal. La trascendencia clínica de la disfagia orofaríngea resulta en complicaciones sobre la eficacia y la seguridad de la deglución, que pueden conducir a mayor morbilidad y mortalidad en el paciente crítico (38,39). Las complicaciones derivan por un lado de una deglución ineficaz causando desnutrición y deshidratación con una prevalencia entre 25 a 75% de estas alteraciones (40,41). Por otro lado, una deglución poco segura requerirá un mayor tiempo en la preparación oral del bolo, dejando residuos en la boca que conlleva a penetraciones de pequeñas partículas de alimentos hacia el tracto respiratorio; así como aspiraciones traqueo bronquiales que en el 50% de los casos genera neumonía por aspiración (42).

Se debe explorar al paciente en busca de signos de aspiración y alteración en la eficacia de la deglución. Estos signos van enfocados a detectar tos, sobre todo después de ingerir algún líquido como agua, aunque es importante recordar que puede haber aspiración aún en la ausencia de tos; por otra parte, puede existir la presencia de voz húmeda y se debe explorar por la presencia del reflejo nauseoso. Para evaluar la eficacia de la deglución se debe examinar la resistencia de la lengua, cierre labial y función motora y sensorial oral (42). Cabe mencionar que esta exploración sólo va encaminada a detectar aquellos pacientes en sospecha de disfagia ya que, para confirmar el diagnóstico, se deben llevar a cabo algunas pruebas clínicas y diagnósticas.

Una prueba clínica válida para evaluar la eficacia y seguridad de la deglución es el Método de Exploración Clínica Volumen-Viscosidad (MECV-V), desarrollado por Clavé y cols. (43), en donde se administran bolos de 5, 10 y 20 ml en 3 diferentes viscosidades. Este método clínico permite identificar signos que afectan a la eficacia de la deglución (sello labial, residuos orales, deglución fraccionada y residuos faríngeos) y signos que afectan a la seguridad de la deglución (tos relacionada con la deglución, voz húmeda, disminución de la saturación de oxígeno ≥ 3% registrada mediante un oxímetro), y además permite seleccionar el volumen y viscosidad del bolo más seguro y eficaz para cada paciente (43).

Dependiendo de los resultados de las pruebas clínicas, se puede decidir si dejar vía oral al paciente con alguna modificación en la viscosidad o consistencia para mejorar la eficacia en la deglución o bien aumentar la seguridad; en los casos más graves que se registren desaturación de oxígeno mayor a 5% o bien aspiraciones francas con todas las consistencias, la opción terapéutica más acertada será una vía de alimentación enteral exclusiva e iniciar maniobras y rehabilitación de la deglución con el objetivo de recuperar en su totalidad la eficacia y seguridad en la deglución.

Conclusiones

De acuerdo con el tratamiento previamente reportado para SARS y MERS, dentro de las medidas generales se incluyen ciertas intervenciones nutricionales que son muy importantes para incrementar las respuestas inmunes del hospedero. Cada esfuerzo debe ir encaminado a evitar o limitar la infraalimentación en pacientes con COVID-19 y que estas estrategias aseguren el adecuado soporte nutricional en pacientes hospitalizados, de tal forma que se logre reducir o prevenir las complicaciones en la población que padece desnutrición. Además, dada la rápida propagación de la COVID-19, los clínicos trabajan contra reloj para encontrar posibles y potenciales soluciones. Desafortunadamente, existe la necesidad de más ensayos debido a que gran parte del conocimiento actual se basa en estudios observacionales o estudios previos que se llevaron a cabo en poblaciones con otras enfermedades infecciosas.

Referencias

1. Banerjee A, Kulcsar K, Misra V, Frieman M, Mossman K. Bats and coronaviruses. Viruses. 2019;11(1):41.
2. Memish ZA, Perlman S, Van Kerkhove MD, Zumla A. Middle East respiratory syndrome. Lancet. 2020;395(10229):1063–77.
3. Volkert D, Beck AM, Cederholm T, Cruz-Jentoft A, Goisser S, Hooper L, et al. ESPEN guideline on clinical nutrition and hydration in geriatrics. Clin Nutr. 2019;38(1):10–47.
4. Cederholm T, Barazzoni R, Austin P, Ballmer P, Biolo G, Bischoff SC, et al. ESPEN guidelines on definitions and terminology of clinical nutrition. Clin Nutr. 2017;36(1):49–64.
5. Cederholm T, Jensen GL, Correia MITD, Gonzalez MC, Fukushima R, Higashiguchi T, et al. GLIM criteria for the diagnosis of malnutrition – A consensus report from the global clinical nutrition community. Clin Nutr. 2019;38(1):1–9.
6. Gu J, Han B, Wang J. COVID-19: Gastrointestinal Manifestations and Potential Fecal–Oral Transmission. Gastroenterology. 2020;158(6):1518–9.

7. Chen N, Zhou M, Dong X, Qu J, Gong F, Han Y, et al. Epidemiological and clinical characteristics of 99 cases of 2019 novel coronavirus pneumonia in Wuhan, China: a descriptive study. Lancet. 2020;395(10223):507–13.
8. Short KR, Kedzierska K, van de Sandt CE. Back to the Future: Lessons Learned From the 1918 Influenza Pandemic. Front Cell Infect Microbiol. 2018;8:343.
9. Gomes F, Schuetz P, Bounoure L, Austin P, Ballesteros-Pomar M, Cederholm T, et al. ESPEN guidelines on nutritional support for polymorbid internal medicine patients. Clin Nutr. 2018;37(1):336–53.
10. Jin YH, Cai L, Cheng ZS, Cheng H, Deng T, Fan YP, et al. A rapid advice guideline for the diagnosis and treatment of 2019 novel coronavirus (2019-nCoV) infected pneumonia (standard version). Mil Med Res. 2020;7(1):4.
11. Zhang L, Liu Y. Potential interventions for novel coronavirus in China: A systematic review. J Med Virol. 2020;92(5):479–90.
12. Rayman MP. Selenium and human health. Lancet. 2012;379(9822):1256–68.
13. Guillin OM, Vindry C, Ohlmann T, Chavatte L. Selenium, selenoproteins and viral infection. Nutrients. 2019;11(9):2101.
14. Harthill M. Review: Micronutrient selenium deficiency influences evolution of some viral infectious diseases. Biol Trace Elem Res. 2011;143(3):1325–36.
15. Maares M, Haase H. Zinc and immunity: An essential interrelation. Arch Biochem Biophys. 2016;611:58–65.

16. Awotiwon AA, Oduwole O, Sinha A, Okwundu CI. Zinc supplementation for the treatment of measles in children. Cochrane Database Syst Rev. 2017;6(6):CD011177.
17. te Velthuis AJW, van den Worml SHE, Sims AC, Baric RS, Snijder EJ, van Hemert MJ. Zn2+ inhibits coronavirus and arterivirus RNA polymerase activity in vitro and zinc ionophores block the replication of these viruses in cell culture. PLoS Pathog. 2010;6(11).
18. Jayaweera JAAS, Reyes M, Joseph A. Childhood iron deficiency anemia leads to recurrent respiratory tract infections and gastroenteritis. Sci Rep. 2019;9(1):12637.
19. Barazzoni R, Bischoff SC, Breda J, Wickramasinghe K, Krznaric Z, Nitzan D, et al. ESPEN expert statements and practical guidance for nutritional management of individuals with SARS-CoV-2 infection. Clin Nutr. 2020;39(6):1631–8.
20. Kańtoch M, Litwińska B, Szkoda M, Siennicka J. [Importance of vitamin A deficiency in pathology and immunology of viral infections]. Rocz Panstw Zakl Hig. 2002;53(4):385–92.
21. Semba RD. Vitamin A and immunity to viral, bacterial and protozoan infections. Proc Nutr Soc. 1999;58(3):719–27.
22. Villamor E, Mbise R, Spiegelman D, Hertzmark E, Fataki M, Peterson KE, et al. Vitamin A supplements ameliorate the adverse effect of HIV-1, malaria, and diarrheal infections on child growth. Pediatrics. 2002;109(1):E6.
23. Trottier C, Colombo M, Mann KK, Miller WH, Ward BJ. Retinoids inhibit measles virus through a type I IFN-dependent bystander effect. FASEB J. 2009;23(9):3203–12.

24. Keil SD, Bowen R, Marschner S. Inactivation of Middle East respiratory syndrome coronavirus (MERS-CoV) in plasma products using a riboflavin-based and ultraviolet light-based photochemical treatment. Transfusion. 2016;56(12):2948–52.
25. Kyme P, Thoennissen NH, Tseng CW, Thoennissen GB, Wolf AJ, Shimada K, et al. C/EBPε mediates nicotinamide-enhanced clearance of Staphylococcus aureus in mice. J Clin Invest. 2012;122(9):3316–29.
26. Jones HD, Yoo J, Crother TR, Kyme P, Ben-Shlomo A, Khalafi R, et al. Nicotinamide exacerbates hypoxemia in ventilator-induced lung injury independent of neutrophil infiltration. PLoS One. 2015;10(4):e0123460.
27. Ngo B, Van Riper JM, Cantley LC, Yun J. Targeting cancer vulnerabilities with high-dose vitamin C. Nat Rev Cancer. 2019;19(5):271–82.
28. Field C, Johnson I, Schley P. Nutrients and their role in host resistance to infection. J Leukoc Biol. 2002;71(1):16–32.
29. Kashiouris MG, L'heureux M, Cable CA, Fisher BJ, Leichtle SW, Fowler AA. The emerging role of vitamin C as a treatment for sepsis. Nutrients. 2020;12(2):292.
30. Viveiros Rosa SG, Santos WC. Clinical trials on drug repositioning for COVID-19 treatment. Rev Panam Salud Publica/Pan Am J Public Heal. 2020;44:e40.
31. Carr AC. A new clinical trial to test high-dose vitamin C in patients with COVID-19. Crit Care. 2020;24(1):133.
32. Tangpricha V, Pearce EN, Chen TC, Holick MF. Vitamin D insufficiency among free-living healthy young adults. Am J Med. 2002;112(8):659–62.

33. Calder PC, Carr AC, Gombart AF, Eggersdorfer M. Optimal nutritional status for a well-functioning immune system is an important factor to protect against viral infections. Nutrients. 2020;12(4):E1181.
34. Lee GY, Han SN. The role of vitamin E in immunity. Nutrients. 2018;10(11):1614.
35. Moriguchi S, Kobayashi N, Kishino Y. High dietary intakes of vitamin E and cellular immune functions in rats. J Nutr. 1990;120(9):1096–102.
36. Sakai S, Moriguchi S. Long-term feeding of high vitamin e diet improves the decreased mitogen response of rat splenic lymphocytes with aging. J Nutr Sci Vitaminol (Tokyo). 1997;43(1):113–22.
37. Hemilä H. Vitamin E administration may decrease the incidence of pneumonia in elderly males. Clin Interv Aging. 2016;11:1379–85.
38. Brodsky MB, Huang M, Shanholtz C, Mendez-Tellez PA, Palmer JB, Colantuoni E, et al. Recovery from dysphagia symptoms after oral endotracheal intubation in acute respiratory distress syndrome survivors: A 5-year longitudinal study. Ann Am Thorac Soc. 2017;14(3):376–83.
39. Cabre M, Serra-Prat M, Palomera E, Almirall J, Pallares R, Clavé P. Prevalence and prognostic implications of dysphagia in elderly patients with pneumonia. Age Ageing. 2009;39(1):39–45.
40. Di Pede C, Mantovani ME, Del Felice A, Masiero S. Dysphagia in the elderly: focus on rehabilitation strategies. Aging Clin Exp Res. 2016;28(4):607–17.

41. Clavé P, Verdaguer A, Arreola V. Oral-pharyngeal dysphagia in the elderly. Med Clin (Barc). 2005;124(19):742–8.
42. Almirall J, Cabré M, Clavé P. Neumonía aspirativa. Med Clin (Barc). 2007;129(11):424–32.
43. Clavé P, Arreola V, Romea M, Medina L, Palomera E, Serra-Prat M. Accuracy of the volume-viscosity swallow test for clinical screening of oropharyngeal dysphagia and aspiration. Clin Nutr. 2008;27(6):806–15.

Pacientes con alto riesgo nutricional

- Requerimiento de Nutrición Enteral o Parenteral
- Desnutrición o sospecha de esta mediante herramientas de screening validadas (GLIM, MST, MUST)
- Índice de Masa Corporal (IMC) <18.5 kg/m2
- Perdida reciente de mas de 10% del peso corporal
- Alergias alimentarias
- Riesgo alto de síndrome de realimentación

Problemas nutricionales asociados a infección por COVID-19

- Nausea, vomito, diarrea, dolor abdominal, fatiga, disminución de la absorción e ingesta alimentaria
- Efectos adversos asociados en el tratamiento de COVID-19: ej. Hidroxicloroquina

Tratamiento de la desnutrición en pacientes infectados por COVID-19

- ***Requerimientos nutricionales***

  Energía:
  - Pacientes con comorbilidades mayores de 65 años: 27 kcal/kg/día
  - Pacientes severamente desnutridos con comorbilidades: 30 kcal/kg/día

  Proteínas:
  - 1 g/kg/día en pacientes geriátricos
  - >1 g/kg/día in pacientes con comorbilidades para la prevención de la perdida de peso, reducir los días de estancia intrahospitalaria, readmisiones y complicaciones asociadas

Dietas orales

- Dietas fortificadas en energía/proteínas
- Preferir dieta liquida/blanda
- En caso de no alcanzar los requerimientos calóricos, agregar suplementos orales (Aporte de 400 kcal por día incluyendo un aproximado de 30 gramos de proteínas)*

* Continuar por al menos 1 mes.

Nutrición Enteral

- Si 7 días o mas sin alcanzar >50% los requerimientos calóricos
- Sospecha de no alimentación por vía oral por mas de 3 días
- Uso de sondas nasogástricas de 10-12 French
- Iniciar infusión a dosis tróficas (10-20 ml/hora)

Nutrición Parenteral

- Utilizar Nutrición Parenteral Temprana en pacientes que no logran alcanzar los requerimientos calóricos por vía enteral/ disfunción del tracto gastrointestinal

Tiempo de inicio

- Nutrición oral/ enteral/ parenteral temprana (dentro de las primeras 24-48 horas) en pacientes geriátricos y con comórbidos.

Figura 5-1. Guía rápida para la terapia médico-nutricional en pacientes hospitalizados con COVID-19. Las metas nutricionales deben ser alcanzadas lenta y cuidadosamente dado el riesgo alto de esta población para el desarrollo de síndrome de realimentación. El cálculo debe ser ajustado de manera individual tomando en cuenta el estado nutricional, nivel de actividad física, estado de la enfermedad y tolerancia. GLIM: Global Leadership Initiative on Malnutrition; MST: Malnutrition Screening Tool; MUST: Malnutrition Universal Screening Tool.

CAPÍTULO 6

EJERCICIO Y COVID-19

Geovana Martin Alemañy, Alonso Romo Romo

A pesar de que la raza humana ha desarrollado genes para ser físicamente activa, el sedentarismo se ha instalado en la humanidad como parte de un estilo de vida normal (1). La inactividad física es un factor de riesgo bien establecido para el desarrollo de muchas enfermedades crónicas como lo es el sobrepeso, la obesidad, la diabetes y diferentes enfermedades cardiovasculares (2); patologías que hoy en día toman mucha más relevancia por su fuerte asociación con la enfermedad por coronavirus 2019 (COVID-19) (3). Los efectos a la salud generados por el ejercicio físico y el sedentarismo se muestran en la figura 6-1

Impacto de la pandemia por COVID-19 en la actividad física

Las altas tasas de letalidad ocasionadas por la COVID-19 han llevado a tener que implementar medidas drásticas para prevenir su contagio en la población mundial, tales como el distanciamiento social y el confinamiento (4).

Aunque estas medidas han demostrado ser factores benéficos para evitar la propagación del virus y con esto se ha podido evitar mayor mortalidad en la población, por otro lado, promovieron el sedentarismo a nivel mundial a pesar de que se han realizado grandes esfuerzos para incrementar los niveles de actividad física en la misma (5).

Algunos de los factores que han favorecido el incremento del sedentarismo durante la pandemia por COVID-19 son: el cierre de gimnasios y centros deportivos, las restricciones impuestas para salir de casa por el confinamiento, la falta de espacio e infraestructura en las casas para realizar ejercicio y la falta de conocimientos técnicos por parte de la población acerca de rutinas de entrenamiento apropiadas (6).

Se ha reportado que desde que inició el confinamiento, el 50% de los sujetos que eran físicamente activos antes de la pandemia redujeron la actividad física que habitualmente realizaban, mientras que el 18% la incrementó, el 14% mantuvo el mismo nivel de actividad física y el 18% se volvieron sedentarios (7).

En otro estudio realizado en diferentes países de Europa, África del Norte, Asia Occidental y América; se aplicó un cuestionario en línea traducido a 13 diferentes idiomas para conocer el efecto del confinamiento en la salud mental y en diferentes comportamientos del estilo de vida en la población. Se encontró una reducción estadísticamente significativa para todos los casos (P<0.001) en la actividad física de intensidad vigorosa o moderada en las personas que la practicaban antes de la pandemia, así como en los minutos por día y en los valores de METS (equivalentes metabólicos) destinados a caminar antes y durante el confinamiento. De igual forma, al analizar el comportamiento sedentario, se observó un incremento significativo de las horas por día que la población pasa sentada de 5.31 ± 3.65 a 8.41 ± 5.11 antes y durante el confinamiento, respectivamente (P<0.001), mostrando un tamaño del efecto grande (d de Cohen= 1.130) (8).

Un estudio realizado en Canadá encontró que la población que habitualmente era físicamente menos activa antes del confinamiento, considera mucho más desafiante y difícil el realizar ejercicio desde que apareció la COVID-19; siendo la población que también reportó que se siente menos segura de realizar actividad física y la que menos beneficios percibe del ejercicio. Esta información es importante debido a que se debe de empoderar a la población para realizar más actividad física y ejercicio en la manera de lo posible, brindando recomendaciones sencillas para que las personas que son más sedentarias se sientan motivadas y autosuficientes para realizar este cambio en el estilo de vida y que conozcan todos los beneficios que se pueden obtener a través de esto. En este mismo estudio, se observó que sólo el 38.6% de los físicamente activos realiza el ejercicio en casa y que la mayoría (82.6%) prefiere realizarlo en un ambiente natural; por lo tanto, esto lleva a pensar que el entorno influye de manera significativa en la adherencia y/o motivación para realizar el ejercicio, por lo que podrían establecerse diferentes estrategias para hacer ejercicio tanto en casa como en lugares amplios y abiertos para variar las actividades que se realizan y que esto no represente ningún riesgo de contagio para la población (9).

Se ha reportado que al disminuir durante tres días la actividad física realizada (evaluada mediante pasos al día), se genera una reducción significativa de la tolerancia a la glucosa; si este periodo de inactividad física se prolonga a dos semanas, se observa un aumento de la masa grasa, pérdida de la masa magra y un descenso en el consumo máximo de oxígeno (VO-2máx). Todos estos efectos se presentan considerando que la ingestión dietética se mantenga sin cambios (6). Por lo anterior, se puede llegar a considerar que la promoción del sedentarismo debido a la pandemia por COVID-19 puede provocar alteraciones significativas en la salud de la población mundial, generando mayor vulnerabilidad de adquirir la infección y desarrollar complicaciones.

Realización de actividad física durante la pandemia por COVID-19

El impacto de la actividad física y el ejercicio podrían dividirse en tres grandes rubros durante la pandemia: la fase pre COVID-19, la fase COVID-19 y la fase post COVID-19.

Fase pre COVID-19

En esta etapa se pueden distinguir a aquellos individuos sanos o aquellos que tienen algún factor de riesgo para contagiarse, en donde el objetivo primordial de la actividad física o del ejercicio estará enfocado a proteger a esta población para no contraer la enfermedad, o bien, para tener una buena respuesta inmunológica ante el contagio.

El acondicionamiento físico en esta población ha demostrado mejorar variables como el VO2máx (10,11). Aunque hasta el momento no se ha demostrado el impacto de mejorar esta variable sobre la disminución en el riesgo de mortalidad o de contraer la COVID-19, se ha demostrado que tener un mayor VO2máx se asocia a mayor sobrevida en diferentes poblaciones de pacientes (12,13). Esta asociación incluso se ha observado de manera lineal, en donde a mayor consumo máximo de oxígeno, menor es el riesgo de mortalidad (14).

Los programas de ejercicio estructurados son una estrategia poco costosa y muy efectiva para mejorar el VO2máx (15), y esto se vuelve primordial debido a que la mejora en esta variable puede disminuir el riesgo de mortalidad hasta en un 89% (14).

Debido a que el 5% de los pacientes que se contagian de la COVID-19 desarrollan un estado crítico de la enfermedad (3), suena lógico pensar que cualquier mejora en el VO2máx podría disminuir el número de casos de contagio e incluso los casos críticos dados por la enfermedad.

Los programas de ejercicio realizados en casa a intensidades que van desde el 60% al 80% de la frecuencia cardiaca máxima (FCmáx) y realizados de tres a cinco veces por semana con una duración de 20 hasta 45 minutos para rehabilitación pulmonar (16), cardiaca (17) o preoperatoria (10) han mostrado tener un impacto positivo en desenlaces como la disminución en los ingresos hospitalarios por urgencias, en mejorar la calidad de vida, disminuir la fatiga y mejorar el *fitness* cardiorrespiratorio.

Además de los hallazgos favorables que ha demostrado tener el ejercicio en esta población de pacientes, se vuelve primordial hablar sobre la respuesta que genera en el sistema inmune.

El ejercicio regular, por un lado, tiene el potencial de impactar de manera positiva en la respuesta inmunológica, y por otro, podría ocasionar efectos deletéreos; sin embargo, estas dos respuestas dependerán del tiempo e intensidad del ejercicio (18).

De manera general, es bien reconocido que los ejercicios de alta intensidad y alto volumen, pueden contribuir a disminuir la respuesta inmune dejando una "ventana abierta" para infecciones oportunistas que puede durar más de 72 horas después del ejercicio (19).

En contraste con lo anterior, el ejercicio regular realizado a moderada intensidad tiene efectos favorables en la respuesta inmune, y esto se ha observado inclusive en pacientes sobrevivientes de cáncer y en pacientes con obesidad (20,21).

Por estas razones, el Colegio Americano de Medicina del Deporte (ACSM, por sus siglas en inglés), propone algunas estrategias para realizar ejercicio en casa para mejorar la función del sistema inmune, así como reducir el estrés y la ansiedad ocasionados por el confinamiento (22).

Dentro de las diferentes recomendaciones se encuentran el realizar ejercicio aeróbico como caminar dentro de la casa o bajar y subir escaleras de 10 a 15 minutos, 2 a 3 veces por semana; así como bailar, saltar la cuerda, utilizar máquinas para ejercicio aeróbico, o seguir videos para realizar rutinas de ejercicio de tipo aeróbico. En cuanto a ejercicio de fuerza, ellos recomiendan bajar aplicaciones en un *Smartphone* para seguir videos con rutinas de fuerza o realizar actividades como yoga (22).

En otras guías publicadas recientemente, se proponen diferentes tipos de ejercicios para combatir la COVID-19 y se hace dan especificaciones sobre cómo realizarlos. Se recomienda realizar ejercicios de tipo aeróbico (incluyendo bailar) al menos 3 veces por semana a un 65-80% de la FCmáx con una duración de 20 a 40 minutos. Para ejercicios de fuerza, se recomiendan 1 o 2 sesiones a la semana, de 1 a 4 sets de 6 a 8 ejercicios y de 8 a 15 repeticiones cada uno de ellos realizados desde 0 hasta el 60% de 1 repetición máxima y descansando entre cada set 45 segundos. Se recomiendan también entrenamientos de intervalos realizados a alta intensidad 2 a 3 veces por semana realizados al 90-95% de la FCmáx (correr durante 4 minutos) e intercalados con una recuperación activa de 3 minutos corriendo al 70% de la FCmáx. Para personas en donde los ejercicios anteriores no sean tan fáciles de realizar se recomienda realizar yoga 2 veces por semana durante 70 minutos (respiración y relajación profundas) (23).

Otra propuesta interesante, es el entrenamiento de los músculos respiratorios (entrenamiento resistivo de los músculos inspiratorios y entrenamiento de hiperpnea isocápnica ventilatoria). Estos entrenamientos se basan en proporcionar una sobrecarga inspiratoria para estimular a los músculos involucrados en la respiración para trabajar más, lo cual sería ideal en aquellos pacientes con COVID-19 (24).

El entrenamiento de los músculos respiratorios se puede asociar a disminución del riesgo de complicaciones respiratorias como neumonía y, se recomienda generalmente como ejercicio, contener la respiración 100 veces 5 veces por semana (25).

Fase COVID-19

En esta etapa se hacen recomendaciones para aquellos individuos que se han infectado de la COVID-19 y que se pueden beneficiar de la actividad física o del ejercicio. El resumen de estas recomendaciones por fase se muestra en la tabla 6-1.

Aunque no existen recomendaciones bien establecidas para esta población de pacientes, existen recomendaciones enfocadas para aquellos individuos que han tenido alguna infección en el tracto respiratorio (26). En estos individuos se sigue la pauta "*neck check rule*", en donde en aquellos que tienen síntomas de las vías respiratorias por arriba del cuello como tos, estornudos y dolor de garganta, deben de realizar primero un test de 10 minutos trotando. Si al final del test la condición física y los síntomas se deterioran, entonces se prohíbe la actividad física; pero si esto no cambia, entonces se recomendará realizar ejercicio de moderada intensidad (<80% del VO2máx), con recomendaciones similares a las de la fase pre COVID-19 pero con menor frecuencia, duración e intensidad. No obstante, en aquellos individuos en donde los síntomas sean por abajo del cuello como mialgias, fiebre, síntomas gastrointestinales, pulmonares o multiorgánicos; entonces se prohibirá la actividad física (27), aunque existen otras recomendaciones en las cuales se recomienda en estos individuos realizar yoga 5 veces a la semana por 30 minutos o ejercicios respiratorios (contener la respiración 50 veces al día 5 veces por semana) (23).

En la fase COVID-19, también podemos distinguir a aquellos individuos que tienen un estado crítico de la enfermedad, en donde se sugieren ejercicios de vibración corporal para mejorar la condición clínica de los pacientes y reducir el tiempo de estancia en cuidados intensivos. Aunque hasta el momento no existen ensayos clínicos sobre el efecto de esta intervención, el grupo de expertos de la *World Association of Vibration Exercise Experts* (WAVex) *Panel* sugieren movilizar a los pacientes con esta estrategia, ya que podría mejorar la disnea, ansiedad, depresión, funcionalidad física y calidad de vida (28).

Fase post COVID-19

En la fase post COVID-19, encontramos a aquellos individuos que se contagiaron y que desarrollaron un estado crítico y no crítico de la enfermedad, en donde las recomendaciones están enfocadas a orientar sobre cómo iniciar con la actividad física dependiendo de la sintomatología, severidad y secuelas por la enfermedad.

Phelan y cols. proponen un diagrama de flujo interesante para reanudar el ejercicio o la realización de deporte en aquellos atletas o personas físicamente activas. En aquellos individuos asintomáticos se recomienda descansar por un periodo de dos semanas después del test positivo para COVID-19 e iniciar lentamente la actividad física bajo supervisión médica. Para aquellos individuos con síntomas leves (no hospitalizados), se recomienda descansar durante todo el periodo sintomático y después de dos semanas sugieren una evaluación médica para poder considerar el regreso a la actividad física. En esta evaluación se sugiere incluir: la evaluación de troponina I de alta sensibilidad, realizar un electrocardiograma de 12 derivaciones, un ecocardiograma de 2 dimensiones y considerar otras pruebas dependiendo de la sintomatología del paciente; si los test anteriores son normales, entonces se recomienda iniciar de manera lenta con la actividad física bajo supervisión de un equipo de salud. Sin embargo, si la troponina I de alta sensibilidad está por arriba del percentil 99 se recomiendan seguir las guías para miocarditis del *American College of Cardiology/American Heart Association* (ACC/AHA) para atletas (29).

En aquellos atletas que fueron hospitalizados se recomienda realizar durante la hospitalización la prueba de troponina I de alta sensibilidad y considerar estudios de imagen del corazón. Si las pruebas anteriores son normales, se recomienda descansar durante todo el periodo sintomático y sólo reanudar actividades bajo supervisión médica después de la resolución de los síntomas (29).

Por último, el consenso de la Stanford Hall propone rehabilitar a los pacientes dependiendo de las secuelas de la COVID-19, en donde se establece que la rehabilitación en aquellos pacientes que desarrollaron un estado crítico de la enfermedad por COVID-19 debería de requerir todo un equipo de rehabilitación multidisciplinaria en el cual se abarquen diferentes áreas, y se plantean programas de rehabilitación para secuelas musculoesqueléticas, pulmonares, cardiacas, psicológicas, neurológicas, entre otras (30).

Recomendaciones generales para realizar ejercicio durante la pandemia

Algunas recomendaciones para mejorar la experiencia de mantenerse físicamente activo durante la pandemia por la COVID-19 se muestran a manera de resumen en la figura 6-2 y se enlistan a continuación (31):

1. Querer cuidar de uno mismo durante el confinamiento. El tomar la decisión de ser saludable puede ayudar a que las personas que nos rodean hagan la misma elección.

2. Determinar un sitio específico en casa para realizar el ejercicio (de preferencia iluminado y ventilado) utilizando materiales que se tengan al alcance o sean fáciles de conseguir como un tapete de yoga, mancuernas, bandas de resistencia e inclusive botellas de plástico rellenas.
3. No necesariamente se requiere de equipo especial o costoso, se pueden realizar rutinas de entrenamiento utilizando el propio peso corporal.
4. Seleccionar un horario definido durante el día para realizar la actividad física, estableciendo el tiempo de ejercicio que se realizará y fijando metas alcanzables que incrementen la motivación.
5. Mantenerse bien hidratado.
6. Complementar el ejercicio con una alimentación saludable y destinando un tiempo suficiente para dormir.
7. El ejercicio es un comportamiento, por lo que no dejar de hacerlo y convertirlo en parte de la rutina del día a día facilitará su realización y adherencia. Se puede realizar el ejercicio con otras personas al mismo tiempo a través de videollamadas.
8. Reducir los comportamientos sedentarios: tratar de pasar el menor tiempo posible frente a la televisión y teléfono. Si se trabaja desde casa, poner alarmas cada media hora para pararse a dar una caminata y distraer un poco la mente.

Finalmente, respecto al lugar en donde se realiza la actividad física, se pueden establecer las siguientes recomendaciones (32):

a. Exterior (parques, canchas, campos deportivos o algún espacio público abierto): utilizar cubrebocas, separación de al menos 2 m con las personas, evitar actividad que involucren el contacto físico y preferir acudir en momentos del día que no sean concurridos.
b. Interior (gimnasios o centros *fitness*): utilizar cubrebocas, separación de al menos 2 m con las personas (incrementarse a 10 m en caso de que alguien no use el cubrebocas), revisión diaria de los síntomas, limitar la asistencia considerando un espacio de 10 a 15 m2 por persona, evitar clases en grupo, reducir el tiempo que se pasa en las instalaciones, utilizar ventilación natural, evitar el uso del celular durante el ejercicio, limpiar y desinfectar los equipos, mancuernas y barras antes y después de utilizarse, lavar o desinfectar las manos frecuentemente y evitar compartir o utilizar botellas, toallas y tapetes de yoga.

El seguir estos es cuidados es relevante, ya que realizar ejercicio en espacios cerrados es una de las situaciones de más alto riesgo para el contagio de la COVID-19 debido a factores como la alta densidad de personas en un lugar, la acumulación de gotículas portadoras del virus y la falta de ventilación. Se ha reportado que el coronavirus tipo 2 del síndrome respiratorio agudo grave (SARS-CoV-2) puede permanecer en superficies inanimadas hasta por 9 días y en el aire hasta por 5 horas (32).

Conclusiones

La realización de ejercicio físico brinda múltiples beneficios a la salud en general: aumenta el gasto energético, mejora la composición corporal, aumenta la funcionalidad física, incrementa la actividad del sistema inmunológico, modula la respuesta inflamatoria e influye de manera positiva en el control de múltiples patologías crónicas, especialmente metabólicas. Por lo que en la pandemia por la COVID-19 juega un papel fundamental para el mantenimiento de la salud poblacional, tanto en la prevención de contraer la infección como en una respuesta más favorable ante la enfermedad. A la vez, también el ejercicio puede mitigar los efectos sociales y psicológicos provocados por el confinamiento, mejorando la salud mental, incrementando la calidad del sueño y generando una condición de bienestar en general.

Referencias

1. O'Keefe JH, Vogel R, Lavie CJ, Cordain L. Achieving hunter-gatherer fitness in the 21st century: Back to the future. Am J Med. 2010;123(12):1082–6.
2. Booth FW, Roberts CK, Laye MJ. Lack of exercise is a major cause of chronic diseases. Compr Physiol. 2012;2(2):1143–211.
3. Wang D, Hu B, Hu C, Zhu F, Liu X, Zhang J, et al. Clinical Characteristics of 138 Hospitalized Patients with 2019 Novel Coronavirus-Infected Pneumonia in Wuhan, China. JAMA - J Am Med Assoc. 2020;323(11):1061–9.
4. Shereen MA, Khan S, Kazmi A, Bashir N, Siddique R. COVID-19 infection: Origin, transmission, and characteristics of human coronaviruses. J Adv Res. 2020;24:91–8.
5. Hall G, Laddu DR, Phillips SA, Lavie CJ, Arena R. A tale of two pandemics: How will COVID-19 and global trends in physical inactivity and sedentary behavior affect one another? Prog Cardiovasc Dis. 2020;S0033-0620(20)30077-3.

6. Martinez-Ferran M, de la Guía-Galipienso F, Sanchis-Gomar F, Pareja-Galeano H. Metabolic impacts of confinement during the COVID-19 pandemic due to modified diet and physical activity habits. Nutrients. 2020;12(6):1549.
7. Cancello R, Soranna D, Zambra G, Zambon A, Invitti C. Determinants of the Lifestyle Changes during COVID-19 Pandemic in the Residents of Northern Italy. Int J Environ Res Public Health. 2020;17(17):E6287.
8. Ammar A, Brach M, Trabelsi K, Chtourou H, Boukhris O, Masmoudi L, et al. Effects of COVID-19 home confinement on eating behaviour and physical activity: Results of the ECLB-COVID19 international online survey. Nutrients. 2020;12(6):1583.
9. Lesser IA, Nienhuis CP. The impact of COVID-19 on physical activity behavior and well-being of canadians. Int J Environ Res Public Health. 2020;17(11):3899.
10. Huang GH, Ismail H, Murnane A, Kim P, Riedel B. Structured exercise program prior to major cancer surgery improves cardiopulmonary fitness: a retrospective cohort study. Support Care Cancer. 2016;24(5):2277–85.
11. Kitzman DW, Brubaker P, Morgan T, Haykowsky M, Hundley G, Kraus WE, et al. Effect of caloric restriction or aerobic exercise training on peak oxygen consumption and quality of life in obese older patients with heart failure with preserved ejection fraction: A randomized clinical trial. JAMA - J Am Med Assoc. 2016;315(1):36–46.
12. Vendrusculo FM, Heinzmann-Filho JP, da Silva JS, Perez Ruiz M, Donadio MVF. Peak oxygen uptake and

mortality in cystic fibrosis: Systematic review and meta-analysis. Respir Care. 2019;64(1):91–8.

13. Snoek JA, Eijsvogels TMH, Van 'T Hof AWJ, Prescott E, Hopman MT, Kolkman E, et al. Impact of a Graded Exercise Program on V-O2peak and Survival in Heart Failure Patients. Med Sci Sports Exerc. 2018;50(11):2185–91.
14. Grazzi G, Myers J, Bernardi E, Terranova F, Grossi G, Codecà L, et al. Association between VO2 peak estimated by a 1-km treadmill walk and mortality. A 10-year follow-up study in patients with cardiovascular disease. Int J Cardiol. 2014;173(2):248–52.
15. Ehlken N, Lichtblau M, Klose H, Weidenhammer J, Fischer C, Nechwatal R, et al. Exercise training improves peak oxygen consumption and haemodynamics in patients with severe pulmonary arterial hypertension and inoperable chronic thrombo-embolic pulmonary hypertension: A prospective, randomized, controlled trial. Eur Heart J. 2016;37(1):35–44.
16. Wuytack F, Devane D, Stovold E, McDonnell M, Casey M, McDonnell TJ, et al. Comparison of outpatient and home-based exercise training programmes for COPD: A systematic review and meta-analysis. Respirology. 2018;23(3):272–83.
17. Downing J, Rose TC, Saini P, Matata B, McIntosh Z, Comerford T, et al. Impact of a community-based cardiovascular disease service intervention in a highly deprived area. Heart. 2019;106(5):374–9.

18. Simpson RJ, Kunz H, Agha N, Graff R. Exercise and the Regulation of Immune Functions. Prog Mol Biol Transl Sci. 2015;135:355–80.
19. Pedersen BK, Ullum H. NK cell response to physical activity: Possible mechanisms of action. Med Sci Sports Exerc. 1994;26(2):140–6.
20. Nieman DC. Exercise immunology: Practical applications. Int J Sport Med Suppl. 1997;18(Suppl 1):91–100.
21. Fairey AS, Courneya KS, Field CJ, Bell GJ, Jones LW, Mackey JR. Randomized controlled trial of exercise and blood immune function in postmenopausal breast cancer survivors. J Appl Physiol. 2005;98(4):1534–40.
22. American College of Sports Medicine. Staying Physically Active During the COVID-19 Pandemic [Internet]. 2020 [cited 2020 Sep 30]. Available from: https://www.acsm.org/read-research/newsroom/news-releases/news-detail/2020/03/16/staying-physically-active-during-covid-19-pandemic
23. Khoramipour K, Basereh A, Hekmatikar AA, Castell L, Ruhee RT, Suzuki K. Physical activity and nutrition guidelines to help with the fight against COVID-19. J Sports Sci. 2020;1–7.
24. González-Montesinos J, Vaz Pardal C, Fernández Santos J, Arnedillo Muñoz A, Costa Sepúlveda J, Gómez Espinosa de los Monteros R. Efectos del entrenamiento de la musculatura respiratoria sobre el rendimiento. Revisión bibliográfica. Rev Andal Med Deport. 2010;5(4):163–70.
25. Liaw MY, Hsu CH, Leong CP, Liao CY, Wang LY, Lu CH, et al. Respiratory muscle training in stroke patients with

respiratory muscle weakness, dysphagia, and dysarthria - a prospective randomized trial. Medicine (Baltimore). 2020;99(10):e19337.

26. Halabchi F, Ahmadinejad Z, Selk-Ghaffari M. COVID-19 epidemic: Exercise or not to exercise; that is the question! Asian J Sports Med. 2020;11(1):e102630.
27. Harris MD. Infectious disease in athletes. Curr Sports Med Rep. 2011;10(2):84–9.
28. Sañudo B, Seixas A, Gloeckl R, Rittweger J, Rawer R, Taiar R, et al. Potential application of whole body vibration exercise for improving the clinical conditions of covid-19 infected individuals: A narrative review from the world association of vibration exercise experts (wavex) panel. Int J Environ Res Public Health. 2020;17(10):3650.
29. Phelan D, Kim JH, Chung EH. A Game Plan for the Resumption of Sport and Exercise after Coronavirus Disease 2019 (COVID-19) Infection. JAMA Cardiol. 2020;doi: 10.1001/jamacardio.2020.2136.
30. Barker-Davies RM, O'Sullivan O, Senaratne KPP, Baker P, Cranley M, Dharm-Datta S, et al. The Stanford Hall consensus statement for post-COVID-19 rehabilitation. Br J Sports Med. 2020;54(16):949–59.
31. Ranasinghe C, Ozemek C, Arena R. Exercise and well-being during COVID 19 - Time to boost your immunity. Expert Rev Anti Infect Ther. 2020;1–6.
32. Dominski FH, Brandt R. Do the benefits of exercise in indoor and outdoor environments during the COVID-19 pandemic outweigh the risks of infection? Sport Sci Health. 2020;16(3):583–8.

Tabla 6-1. Recomendaciones generales de ejercicio durante la pandemia por COVID-19

Fase	Actividad Recomendada
Pre COVID-19	-Aeróbica: al menos 3 sesiones/sem, 65-80% FCmáx, 20-40 min -Resistencia: 1-2 sesiones/sem, 1-4 sets, 6-8 ejercicios, 8-15 repeticiones, 0-60% de 1 RM, descansar 45 seg entre cada set -Entrenamiento de intervalos: 2-3 sesiones/sem, 90-95% FCmáx como correr durante 4 minutos), intercalar con una recuperación activa 3 min corriendo al 70% FCmáx -Personas que no puedan realizar ejercicios anteriores: yoga 2 sesiones/sem, 70 min -Entrenamiento de músculos respiratorios: contener respiración 100 veces/día, 5 días/sem
COVID-19	*Síntomas por arriba del cuello -Test de 10 min trotando sin deterioro clínico: ejercicio de moderada intensidad (<80% del VO2máx) o similar a la fase pre COVID-19 con menor frecuencia, duración e intensidad. -Test de 10 min trotando con deterioro clínico: suspender actividad física hasta la recuperación e incluir contener la respiración 75 veces/día, 5 veces/sem *Síntomas por debajo del cuello -Suspender actividad física o realizar yoga 5 sesiones/sem, 30 min y contener la respiración 50 veces/día, 5 días/sem *Estado crítico en cuidados intensivos -Ejercicios de vibración corporal
Post COVID-19	-Evaluación médica completa e iniciar de manera progresiva la actividad física bajo supervisión de un equipo de salud. -Rehabilitación de acuerdo a secuelas pulmonares,musculoesqueléticas, cardiacas, psicológicas, neurológicas, etc.

COVID-19: enfermedad por coronavirus 2019; sem: semana; FCmáx: frecuencia cardiaca máxima; min: minuto; seg: segundo; VO2máx: consumo máximo de oxígeno.

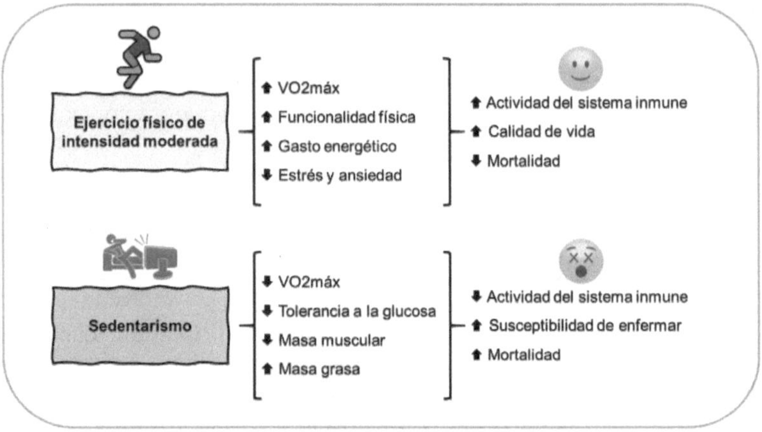

Figura 6-1. Efectos de la actividad física de intensidad moderada y el sedentarismo en la salud. VO2máx: consumo máximo de oxígeno.

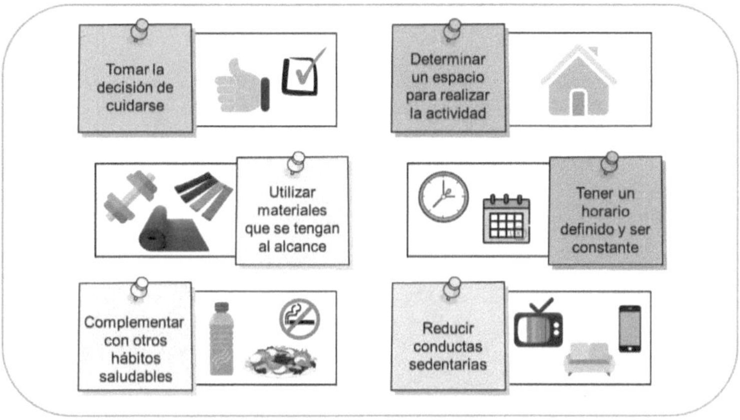

Figura 6-2. Recomendaciones generales para incrementar la realización de ejercicio durante la pandemia por COVID-19.

CAPÍTULO 7

SALUD MENTAL, ALIMENTACIÓN Y COVID-19

Alonso Romo Romo, Iliana Manjarrez Martínez

La población mundial actualmente presenta un alto riesgo de desarrollar alteraciones de la salud mental debido a la situación que se vive por la pandemia de la enfermedad por coronavirus 2019 (COVID-19), en donde constantemente se está expuesto a distintos estresores, tales como la limitación de la libertad para realizar nuestra vida cotidiana, miedo a contagiarse de la enfermedad, muerte de seres queridos, crisis económica y recepción de mensajes poco alentadores por parte de las autoridades. Estos factores pueden promover directamente la aparición de distrés emocional u otras condiciones psiquiátricas, además de conductas no saludables y poco apego a las directrices de salud pública (1).

Alteraciones de la salud mental asociadas a la pandemia por COVID-19

Los principales desórdenes de la salud mental que se han asociado a la pandemia de la COVID-19 son ansiedad, estrés, síntomas depresivos, insomnio, irritabilidad, frustración, miedo y estigma (2). Inclusive, se ha observado en algunas poblaciones, que más del 50% de la población se ha sentido aterrorizada y aprehensiva debido a la pandemia (3). Los grupos de la población que se consideran más vulnerables de presentar peores desenlaces psicosociales son quienes padecieron la infección, las personas que se encuentran en mayor riesgo de contraer la enfermedad (principalmente adultos mayores, con un sistema inmunológico comprometido, con condiciones médicas preexistentes o que viven en lugares de convivencia colectiva), pacientes con diagnósticos psiquiátricos y personas con problemas de abuso de sustancias (1). De igual forma, los profesionales de la salud, han estado expuestos a una mayor carga de trabajo y a situaciones difíciles durante la pandemia, por lo que son una población que también tiene mayor riesgo de presentar alteraciones de la salud mental. Un estudio realizado en China encontró que en una muestra de personal médico, el 73.4% reportó tener síntomas relacionados con el estrés, el 50.7% tenía depresión, el 44.7% ansiedad y el 36.1% insomnio (4).

El desarrollar cualquiera de estos desórdenes no sólo afecta la manera en la que se realizan las actividades de la vida diaria, sino que también genera alteraciones fisiológicas perjudiciales que nos hacen más susceptibles de enfermarnos o que se asocian con consecuencias más graves como el suicidio (5). Por estas razones, es sumamente relevante asegurar la atención psicológica y en dado caso psiquiátrica, tanto a pacientes hospitalizados durante y después del internamiento, así como a la población general que se encuentra confinada en casa (6). Se han propuesto diferentes estrategias que puedan aminorar el impacto de la pandemia en la salud mental de la población, tales como crear campañas para una identificación temprana de los síntomas y que estos desórdenes puedan ser diagnosticados y tratados de manera oportuna, mejorar el acceso a intervenciones psicológicas a través de herramientas virtuales, no exceder en la carga de trabajo, comprometerse con el cuidado personal, tomar descansos de la cobertura mediática y promover el pedir ayuda ante la detección de alguna de estas alteraciones (7). Estas intervenciones permitirán que las personas sean capaces de manejar de una mejor manera el estrés, tener estrategias de afrontamiento, generar interacciones sociales, prevenir adicciones y mejorar su estilo de vida (6).

El confinamiento y aislamiento social han modificado considerablemente el estilo de vida de la población, incluyendo los hábitos de alimentación, actividad física y sueño, así como el consumo de alcohol, tabaco u otras toxicomanías (8). Un estudio realizado en Italia reportó que el 27% de la población incrementó el número de horas que duerme, mientras que en el 16% se redujo; sin embargo, el 43% mencionó que la calidad del sueño había empeorado y sólo en el 13% había mejorado. Entre los fumadores habituales, el 38% reportó un incremento en la cantidad de cigarrillos que fuma por día. Algunos de los factores que mostraron asociación con estos cambios en el estilo de vida fueron la edad mayor a 60 años con la disminución en la calidad del sueño, así como el incremento en la ingestión alimentaria y los cambios en la calidad del sueño con el incremento en el hábito tabáquico (9). Otro estudio reportó que de manera general la cuarentena ha promovido en la población un inicio del sueño más tardío, mayor presencia de alteraciones del sueño y mayor disfunción diurna, particularmente en hombres. Aunado estos cambios, la investigación también encontró reducciones estadísticamente significativas en la realización de actividad física en hombres e incrementos en el índice de masa corporal (IMC) en las categorías de normopeso, obesidad grado I y obesidad grado II ($P<0.05$) en ambos sexos (10). Tanto los cambios en el patrón del sueño, la inactividad física y el tabaquismo se relacionan frecuentemente a alteraciones de la salud mental.

Psiquiatría nutricional

La psiquiatría nutricional es un nuevo término que está cobrando mayor relevancia en el ámbito de la salud y que estudia la influencia que podrían tener diferentes componentes de la dieta en la plasticidad cerebral y la salud mental. Se han relacionado diferentes patrones de alimentación, saludables y no saludables, como un factor de riesgo modificable en el desarrollo de síntomas psiquiátricos, ansiedad y depresión (11). En la figura 7-1 se ejemplifica el efecto de distintos factores dietéticos en la salud mental ante la pandemia por la COVID-19.

Un ensayo clínico publicado en el 2017, evaluó el impacto de una dieta durante 12 semanas en sujetos con depresión moderada o severa en la mejoría de la psicopatología; encontrándose al final del seguimiento, mayor remisión de la enfermedad en el grupo que recibió la dieta saludable en comparación con el grupo control (32% vs 8%, P=0.02), con un número necesario a tratar de 4.1 (intervalo de confianza del 95% [IC 95%]: 2.3-27.8) y demostrando ser una intervención coadyuvante potencialmente relevante en el tratamiento de estos pacientes. La dieta saludable tenía un contenido aproximado de 40% carbohidratos, 20% proteínas y 40% lípidos, y se enfocada en modificar el consumo de 12 grupos de alimentos clave: granos enteros, verduras, frutas, legumbres, lácteos bajos en grasa no endulzados, oleaginosas sin sal, pescados, carnes rojas magras, pollo, huevo, aceite de oliva y reducción en el consumo de "alimentos extras" como azúcares, comida rápida, carnes procesadas y bebidas calóricas (12).

Distintos componentes de la dieta como el magnesio, zinc, omega-3, selenio, vitamina D, ácido fólico y los probióticos se han estudiado en relación con la ansiedad y la depresión, reportándose efectos positivos en la mayoría de los estudios; sin embargo, la evidencia no es contundente y se ha mencionado que en esta área el efecto no debe de basarse en nutrimentos aislados si no que sería relevante realizar más estudios de intervención que evalúen el impacto sinérgico de diferentes modificaciones dietéticas y nutracéuticos en estas alteraciones (13–16). La mayoría de los estudios tanto observacionales como experimentales que han reportado un efecto benéfico de la nutrición en la salud mental, funcionamiento cognitivo y estado de ánimo se basan en la calidad del patrón de alimentación evaluado, considerando las características de una "dieta saludable" en general (17).

Además de esto, estudios en animales han demostrado que una dieta rica en carbohidratos refinados, grasas saturadas o fructosa pude inducir comportamientos relacionados con la ansiedad y depresión en comparación con la dieta normal (18,19). Algunas de las potenciales vías biológicas por las cuales la alimentación podría influir en la salud mental son la inflamación, el estrés oxidativo, la microbiota intestinal, las modificaciones epigenéticas y la neuroplasticidad (13,16).

Todos los componentes de un estilo de vida saludable son importantes para tener una salud mental adecuada, sin embargo, se ha observado que una dieta saludable (considerando como el factor más relevante un alto consumo de frutas y verduras) tiene un efecto significativamente protector contra la ansiedad y distrés independientemente de otros factores como la realización de actividad física y el consumo de alcohol como se observó en un estudio realizado en Canadá, lo cual destaca nuevamente la importancia de la alimentación en la salud mental (20).

El permanecer en casa durante semanas completas para reducir la propagación del virus puede influir de manera negativa en la alimentación de las personas a través de diversos factores. Por ejemplo, el tener mayor disponibilidad a una gran variedad de alimentos durante el día puede incrementar el consumo energético por factores cognitivos (pensamientos sobre comida), conductuales (buscar y consumir los alimentos), emocionales (deseo de comer o cambios en el estado de ánimo) y fisiológicos (salivación al ver los alimentos) (21). En muchos pacientes la presencia de ansiedad y/o depresión también puede contribuir a tener un mayor consumo energético como una conducta para mejorar el estado de ánimo a través de los alimentos. Por el contrario, existe evidencia en donde se ha observado que la restricción calórica puede reducir significativamente los síntomas de ansiedad y depresión a través de diferentes mecanismos como la activación de neuronas orexigénicas, incremento del factor neurotrófico derivado del cerebro (BDNF), disminución en la producción de especies reactivas de oxígeno (ROS) en la mitocondria, aumento de la producción de cuerpos cetónicos, incremento en la fosforilación de la proteína de unión al elemento de respuesta al AMPc (CREB), entre otros (22,23).

Por otra parte, la situación mundial por la pandemia y el aislamiento social puede generar emociones relacionadas con el estrés y la frustración, lo que provoca un incremento en la necesidad por comer o "antojo", al igual que alteraciones en la calidad del sueño. Se ha descrito que ante estas situaciones se genera una mayor preferencia por el consumo de alimentos con alta palatabilidad y que son densamente energéticos por su gran contenido de grasas y carbohidratos. Esta conducta se ha asociado mayormente con las mujeres y con una marcada predilección por la ingestión de azúcares, ya que estos mejoran el estado de ánimo al estimular la producción de serotonina; sin embargo, estos hábitos no contribuyen a una dieta saludable (21,24). Por estas razones, es importante establecer estrategias que contrarresten los efectos de estos hábitos no deseables, como el realizar snacks con bajo aporte calórico y que sean principalmente ricos en proteínas o con un contenido moderado de grasas insaturadas. Se ha demostrado en diversos estudios que los snacks ricos en proteínas pueden reducir significativamente la percepción del hambre y promover mayor sensación de saciedad, reduciendo la ingestión subsecuente de alimentos en comparación con snacks ricos en grasas o carbohidratos (25,26). Además, el efecto se observa a mayor contenido de proteína en el snack, ya que un estudio comparó el efecto del consumo de yogurts con 3 aportes diferentes de proteína (5, 14 y 24 g) en la saciedad, y se encontró mayor reducción del hambre e incremento en la plenitud con el yogurt que contenía más proteína (27). En la tabla 7-1 se enlistan diferentes opciones de snacks recomendables.

Otro aspecto importante que trabajar con los pacientes es la alimentación consciente y emocional, para prestar total atención a nuestro acto de comer. De esta forma, cada persona debe de analizar con detenimiento los siguientes aspectos (13,28,29):

1. ¿Qué es lo que voy a comer?: evaluar los alimentos que se eligen al momento de comer considerando si realmente su consumo nos brindará beneficios o si son la mejor opción.
2. ¿Por qué razones voy a comer?: examinar los motivos por lo que se consumirán los alimentos; por ejemplo, por nutrición, hambre, gusto, antojo o manejo de emociones.
3. ¿Cuándo voy a comer?: establecer un orden de los diferentes tiempos de comida durante el día y si se realizarán snacks.
4. ¿Con quién voy a comer?: si la comida se realizará acompañado, tratar de disfrutar el momento.
5. ¿En dónde voy a comer?: tratar de comer sentado en un ambiente que no promueva distracciones para enfocar-

nos en comer, evitando el uso de la televisión, computadora o teléfono.

El realizar una reflexión y concientización de los factores que en conjunto determinan la forma en que comemos, pueden generar un cambio significativo en la estructura, cantidad y calidad de nuestras comidas.

Finalmente, para contrarrestar los efectos del estrés y mejorar la calidad del sueño, es recomendable incluir alimentos en la cena que contengan o promuevan la síntesis de serotonina y melatonina, los cuales se muestran en la figura 7-2. Aunado a esto, la leche es un alimento rico en triptófano, un precursor importante para la producción de melatonina que además puede intervenir en la regulación de la saciedad y la ingestión energética a través de la serotonina (30,31).

Referencias

1. Pfefferbaum B, North CS. Mental Health and the Covid-19 Pandemic. N Engl J Med. 2020;383(6):510–2.
2. Torales J, O'Higgins M, Castaldelli-Maia JM, Ventriglio A. The outbreak of COVID-19 coronavirus and its impact on global mental health. Int J Soc Psychiatry. 2020;66(4):317–20.
3. Zhang Y, Ma ZF. Impact of the COVID-19 pandemic on mental health and quality of life among local residents in Liaoning Province, China: A cross-sectional study. Int J Environ Res Public Health. 2020;17(7):2381.
4. Liu S, Yang L, Zhang C, Xiang YT, Liu Z, Hu S, et al. Online mental health services in China during the COVID-19 outbreak. The Lancet Psychiatry. 2020;7(4):e17–8.
5. Sani G, Janiri D, Di Nicola M, Janiri L, Ferretti S, Chieffo D. Mental health during and after the COVID-19 emergency in Italy. Psychiatry Clin Neurosci. 2020;74(6):372.
6. Chevance A, Gourion D, Hoertel N, Llorca PM, Thomas P, Bocher R, et al. Ensuring mental health care during the SARS-CoV-2 epidemic in France: A narrative review. Encephale. 2020;46(3):193–201.

7. Cullen W, Gulati G, Kelly BD. Mental health in the COVID-19 pandemic. QJM. 2020;113(5):311–2.
8. 8. Cena H, Chieppa M. Coronavirus Disease (COVID-19–SARS-CoV-2) and Nutrition: Is Infection in Italy Suggesting a Connection? Front Immunol. 2020;11:944.
9. Cancello R, Soranna D, Zambra G, Zambon A, Invitti C. Determinants of the Lifestyle Changes during COVID-19 Pandemic in the Residents of Northern Italy. Int J Environ Res Public Health. 2020;17(17):E6287.
10. Barrea L, Pugliese G, Framondi L, Di Matteo R, Laudisio D, Savastano S, et al. Does Sars-Cov-2 threaten our dreams? Effect of quarantine on sleep quality and body mass index. J Transl Med. 2020;18(1):318.
11. Owen L, Corfe B. The role of diet and nutrition on mental health and wellbeing. Proc Nutr Soc. 2017;76(4):1–2.
12. Jacka FN, O'Neil A, Opie R, Itsiopoulos C, Cotton S, Mohebbi M, et al. A randomised controlled trial of dietary improvement for adults with major depression (the "SMILES" trial). BMC Med. 2017;15(1):23.
13. Hosker DK, Elkins RM, Potter MP. Promoting Mental Health and Wellness in Youth Through Physical Activity, Nutrition, and Sleep. Child Adolesc Psychiatr Clin N Am. 2019;28(2):171–93.
14. Vellekkatt F, Menon V. Efficacy of Vitamin D supplementation in major depression: A meta-analysis of randomized controlled trials. J Postgrad Med. 2019;65(2):74–80.
15. Sarris J. Nutritional Psychiatry: From Concept to the Clinic. Drugs. 2019;79(9):929–34.

16. Marx W, Moseley G, Berk M, Jacka F. Nutritional psychiatry: The present state of the evidence. Proc Nutr Soc. 2017;76(4):427–36.
17. Adan RAH, van der Beek EM, Buitelaar JK, Cryan JF, Hebebrand J, Higgs S, et al. Nutritional psychiatry: Towards improving mental health by what you eat. Eur Neuropsychopharmacol. 2019;29(12):1321–32.
18. Gancheva S, Galunska B, Zhelyazkova-Savova M. Diets rich in saturated fat and fructose induce anxiety and depression-like behaviours in the rat: is there a role for lipid peroxidation? Int J Exp Pathol. 2017;98(5):296–306.
19. Santos CJ, Ferreira AVM, Oliveira AL, Oliveira MC, Gomes JS, Aguiar DC. Carbohydrate-enriched diet predispose to anxiety and depression-like behavior after stress in mice. Nutr Neurosci. 2018;21(1):33–9.
20. Emerson SD, Carbert NS. An apple a day: Protective associations between nutrition and the mental health of immigrants in Canada. Soc Psychiatry Psychiatr Epidemiol. 2019;54(5):567–78.
21. Rodríguez-Martín BC, Meule A. Food craving: New contributions on its assessment, moderators, and consequences. Front Psychol. 2015;6:21.
22. Rodriguez-Lozada C, Cuervo M, Cuevas-Sierra A, Goni L, Riezu-Boj JI, Navas-Carretero S, et al. Changes in anxiety and depression traits induced by energy restriction: Predictive value of the baseline status. Nutrients. 2019;11(6):1206.
23. Manchishi SM, Cui RJ, Zou XH, Cheng ZQ, Li B jin. Effect of caloric restriction on depression. J Cell Mol Med. 2018;22(5):2528–35.

24. Muscogiuri G, Barrea L, Savastano S, Colao A. Nutritional recommendations for CoVID-19 quarantine. Eur J Clin Nutr. 2020;1–2.
25. Reyna N, Moreno-Rojas R, Mendoza L, Urdaneta A, Artigas C, Reyna E, et al. [Snack high whey protein improves the level of satiety and reduces appetite in healthy women]. Nutr Hosp. 2015;32(4):1624–8.
26. Ortinau LC, Hoertel HA, Douglas SM, Leidy HJ. Effects of high-protein vs. high- fat snacks on appetite control, satiety, and eating initiation in healthy women. Nutr J. 2014;13(1):97.
27. Douglas SM, Ortinau LC, Hoertel HA, Leidy HJ. Low, moderate, or high protein yogurt snacks on appetite control and subsequent eating in healthy women. Appetite. 2013;60(1):117–22.
28. Czepczor-Bernat K, Brytek-Matera A, Gramaglia C, Zeppegno P. The moderating effects of mindful eating on the relationship between emotional functioning and eating styles in overweight and obese women. Eat Weight Disord. 2020;25(4):841–9.
29. Mantzios M, Wilson JC. Mindfulness, Eating Behaviours, and Obesity: A Review and Reflection on Current Findings. Curr Obes Rep. 2015;4(1):141–6.
30. Peuhkuri K, Sihvola N, Korpela R. Diet promotes sleep duration and quality. Nutr Res. 2012;32(5):309–19.
31. Peuhkuri K, Sihvola N, Korpela R. Dietary factors and fluctuating levels of melatonin. Food Nutr Res. 2012;56(1):17252.

Tabla 7-1. Snacks saludables para modulación del apetito.
-Ensalada tipo caprese: 1 jitomate en rebanadas con 100 g de queso panela bajo en grasa, hojas de albahaca y 1 cucharadita de aceite de oliva extra virgen -Batido de agua con 1 medida de proteína de suero de leche sin carbohidratos -Palitos de apio (4 piezas) con 3 cucharaditas de crema de cacahuate o almendra sin azúcar -Yogurt griego bajo en grasa (½ taza) sin azúcar con 4 mitades de nuez pecana -Ensalada: espinaca, lechuga, pepino y germen de alfalfa (2 tazas) con 100 g de lomo sólido de atún en aceite de oliva drenado, utilizando limón y especias para condimentar -Espárragos cocidos (5 piezas) con 3 cucharaditas de hummus clásico (pasta de garbanzo y ajonjolí) -Nopales cocidos con jitomate, cebolla y cilantro (1 taza) con 100 g de queso cottage bajo en grasa -Palitos de pepino con 3 cucharadas de guacamole (aguacate, cebolla, jitomate, cilantro) y 100 g de queso panela bajo en grasa

Las preparaciones enlistadas arriba representan opciones de snacks bajos en calorías, con un aporte alto de proteína (>10 g), o bien, ricos en fibra o en grasas insaturadas.

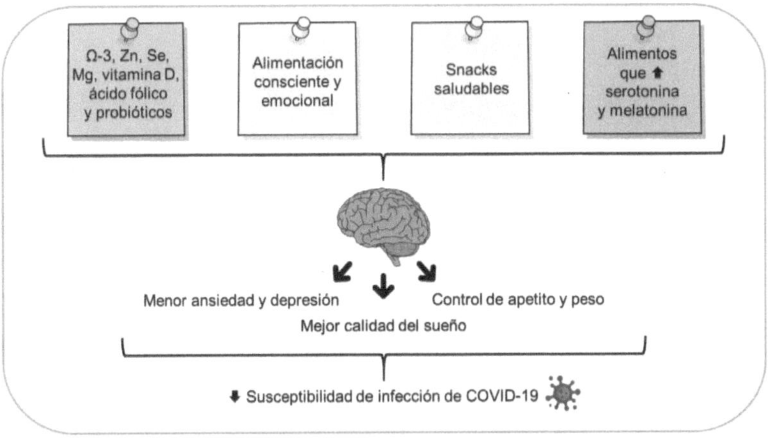

Figura 7-1. Impacto de distintos factores dietéticos en desenlaces de salud mental y función cerebral en el panorama de la pandemia por COVID-19. Ω-3: omega-3; Zn: zinc; Se: selenio; Mg: magnesio; COVID-19: enfermedad por coronavirus 2019.

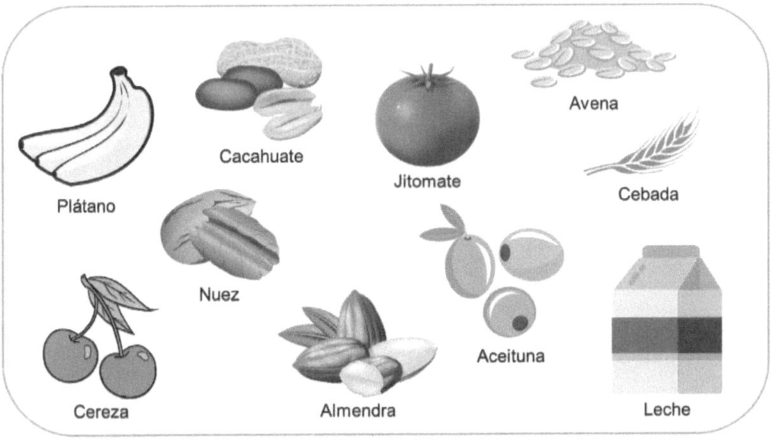

Figura 7-2. Alimentos que contienen o incrementan la síntesis de melatonina y serotonina.

CAPÍTULO 8

IMPACTO DE LA PANDEMIA POR COVID-19 EN LA ALIMENTACIÓN

Griselda X. Brito Córdova, Alonso Romo Romo

Como yo se mencionó en capítulos anteriores, las condiciones en las que se vive ante un contexto de pandemia pueden modificar significativamente el estilo de vida de una persona; incluyendo la forma de trabajar, la realización de actividad física y el patrón del sueño. Los hábitos dietéticos no son la excepción, por lo que la cantidad y calidad de la alimentación podría verse afectada e impactar negativamente en el estado nutricional de una persona, lo cual es relevante al ser un factor determinante en la protección o riesgo contra el contagio de la enfermedad por coronavirus 2019 (COVID-19). El impacto de la pandemia por COVID-19 en la alimentación y sus posibles consecuencias se describen en la figura 8-1.

Estado nutricional y COVID-19

Los hábitos de alimentación y el estilo de vida en general determinan en gran medida el estado nutricional de una persona, que siempre se ha considerado como un factor importante en la prevención y/o tratamiento de muchas patologías tanto agudas como crónicas. En el caso de la COVID-19, el tener un estado nutricional inadecuado se relaciona con mayor riesgo de contraer la infección y desarrollar complicaciones. En un estudio transversal, se encontró una alta prevalencia de deficiencia de vitamina D (76%) y de selenio (42%) en pacientes con COVID-19 hospitalizados; no obstante, las prevalencias de deficiencia de las vitaminas B6 y ácido fólico fueron menores (6%) y no se encontró deficiencia de las vitaminas B1, B12 y zinc. De igual forma, en los pacientes hospitalizados por COVID-19 y que desarrollaron síndrome de distrés respiratorio agudo (SDRA), el 91.7% presentaba deficiencia de al menos un nutrimento (1).

La presencia de malnutrición, tanto el bajo peso como la obesidad, se ha asociado con mayor susceptibilidad de infección por el coronavirus tipo 2 del síndrome respiratorio agudo grave (SARS-CoV-2) al tener un funcionamiento alterado del sistema inmunológico. En las personas con desnutrición u obesidad se observa característicamente un estado inflamatorio, provocado ya sea por la pérdida de peso y masa muscular o por una cantidad excesiva de tejido adiposo, que genera un estado proinflamatorio crónico de bajo grado. En ambos extremos de malnutrición, se ha reportado una expresión significativamente alta de interleucina 6 (IL-6), factor de necrosis tumoral alfa (TNF-α) y la enzima convertidora de angiotensina II (ACE2) en comparación con la población en peso normal; lo que podría elevar el riesgo de contraer y/o desarrollar complicaciones por COVID-19 (2). Este aspecto es aún más importante en adultos mayores, que comúnmente presentan una disminución en su estado funcional y/o alteraciones en el estado nutricional como la sarcopenia, lo que incrementa significativamente el riesgo de morbilidad y mortalidad por COVID-19 en esta población (3).

Cambios en la ingestión energética: cantidad

Dentro de los efectos originados por el confinamiento recomendado durante la pandemia por COVID-19, se han reportado cambios en la ingestión de energía en la población.

En una encuesta realizada por medio de auto-reporte en el norte de Italia para evaluar los efectos del confinamiento en el estilo de vida, participaron 490 adultos (84% de mujeres), de los cuales el 42% reportó haber incrementado la ingestión de alimentos, mientras que el 13% reportó disminución. Los sujetos que incrementaron el consumo de energía consumieron más aperitivos/snacks (41.5 vs 19.8%). De igual forma, se encontró que vivir con otras personas aumentaba la probabilidad de incrementar la ingestión de alimentos (P=0.002). Por otra parte, el 50% de los sujetos redujo las horas de actividad física, 14% continuó con las actividades habituales y 18% se hizo inactivo. Como era de esperarse, el 79% de los sujetos que aceptaron incremento en la ingestión de energía, ganaron peso (4).

Cambios en la elección de alimentos: calidad

Los cambios en los hábitos de alimentación que se han dado durante la pandemia incluyen el tipo de alimentos que la población adquiere. Durante el confinamiento hay poblaciones que aumentaron la compra de alimentos frescos (frutas, verduras, carne y pescado), seguidos por pan, pasta, harinas e ingredientes dulces para preparar pasteles (4).

En algunos países, al haberse anunciado las medidas de confinamiento, la gente abarrotó los supermercados con la esperanza de ganar comodidad y control ante una situación de ansiedad e incertidumbre. En Italia se realizó un análisis de los productos vendidos en 10,769 tiendas y se detectó un notable incremento en el consumo de pastas, harinas, huevos y alimentos congelados, al mismo tiempo que se redujo el consumo de alimentos frescos como frutas verduras y leche. De igual manera, se documentó un aumento en la compra de alimentos empacados debido a la percepción que tiene la población de que son más higiénicos y que ahorran tiempo de estancia en las tiendas. Asimismo, en este estudio se detectó una tendencia hacia el aumento en la preparación de pastas, pizza y postres en casa, lo cual sugiere una dinámica que brinda placer y que permite dedicar más tiempo en la preparación de los alimentos evitando, de esta manera, el aburrimiento debido a la drástica reducción de las actividades y las rutinas diarias de la población con las políticas de resguardo domiciliario. Interesantemente, se incrementó el consumo de una categoría de alimentos asociados a cierta "socialización" que se realiza virtualmente con los amigos, como chocolate, papás fritas, café, snacks y aperitivos (5).

El consumo de estos alimentos industrializados aumenta el riesgo de desarrollar obesidad, diabetes, dislipidemia y enfermedad cardiovascular; lo cual expone al individuo a un incremento del riesgo de complicaciones si contrae COVID-19.

Cambios en el consumo de nutrimentos: grasas saturadas, inmunidad e inflamación

Los nutrimentos cuyo consumo se incrementó durante la crisis sanitaria son los azúcares simples y las grasas saturadas con lo cual las personas están más expuestas a deficiencias de micronutrimentos específicos que podrían comprometer la salud, como se mencionó en capítulos previos (5).

La dieta occidental es un patrón de dieta alto en ácidos grasos saturados (AGS), por lo que puede generar una activación del sistema inmune innato e inhibir el adaptativo. El exceso en el consumo de AGS induce un estado lipotóxico, produciendo mediadores inflamatorios y generando alteraciones del sistema inmune innato. En ratones, una dieta alta en grasas incrementa la infiltración de macrófagos en el tejido pulmonar, específicamente en los alveolos. Esto es particularmente relevante para los pacientes con COVID-19, dada la alta tasa de infección en las células epiteliales alveolares pulmonares, así como la inflamación tisular pulmonar y daño alveolar. Además de la inmunidad innata, la dieta occidental o el elevado consumo de AGS inhibe la función de los linfocitos T y B en el sistema inmune adaptativo por un incremento del estrés oxidativo. De esta manera, induce apoptosis de las células B e inmunodepresión, generando importantes implicaciones en la defensa del huésped contra el virus. Cabe destacar que las células T y B son significativamente menores en pacientes con una COVID-19 grave, por lo que podría pensarse que existe una posible interacción entre el consumo de una dieta alta en AGS (tipo occidental) y la COVID-19 sobre las alteraciones en el sistema inmune adaptativo (6).

El consumo de dietas no saludables, especialmente altas en AGS exacerba la vulnerabilidad de la población de infectarse y presentar complicaciones por la COVID-19. Por lo tanto, es indispensable consumir alimentos saludables y restringir el consumo de alimentos ricos en AGS y azúcares sustituyéndolos por alimentos altos en fibra, cereales integrales, grasas insaturadas y antioxidantes para fortalecer el sistema inmune.

Patrones de alimentación saludables y sistema inmunológico

Los patrones de alimentación son lo más relevante para lograr una salud cardiometabólica, ya que precisamente es la combinación de los diferentes alimentos y nutrimentos que los componen, los que generan un efecto sinérgico y son esenciales para desarrollar una respuesta inmune favorable en el individuo.

Dieta Mediterránea

Nuestro ambiente contiene un amplio rango de microorganismos patógenos y sustancias tóxicas, lo cual hace que el sistema inmunológico sea fundamental para la supervivencia. La respuesta inmune trabaja continuamente para prevenirnos del ataque exterior a través de actuar, responder y reconocer a los antígenos. La inmunidad se divide en innata y adaptativa. La respuesta inmune innata incluye todos los mecanismos de defensa del huésped y es esencial para controlar una infección bacteriana y no se incrementa con la exposición repetida a los patógenos. La inmunidad adaptativa incluye la memoria inmunológica, lo que comúnmente se conoce como respuestas inmunes adquiridas. El sistema inmune necesita de una nutrición adecuada y apropiada para funcionar de manera óptima. El estado de nutrición de un individuo puede impactar la funcionalidad del sistema inmune (tanto innato como adaptativo), la mucosa intestinal y la microbiota. La inflamación es el resultado de una respuesta inmune que protege al huésped de infecciones y ésta es benéfica en un estado agudo, pasajero, durante una condición de daño. Sin embargo, los estados de inflamación crónicos originados por la dieta y el estilo de vida que elevan constantemente los marcadores de inflamación no son benéficos (7).

Los ácidos grasos poliinsaturados (AGPI) que influencian el sistema inmune son principalmente los omega-3: el α-linolénico (ALA), ácido eicosapentaenoico (EPA) y el ácido docosahexaenoico (DHA). Los componentes saludables de la dieta como cereales integrales, frutas, verduras y pescados fuente de ácidos omega-3, están asociados a menor inflamación. Estos alimentos pueden influir en la actividad del sistema inmune innato reduciendo la producción de citoquinas proinflamatorias e incrementando las citoquinas antiinflamatorias. Un patrón de alimentación que refleja estas características e incluye adecuada ingestión de estos alimentos de alta calidad es la dieta Mediterránea (8).

La dieta típica de los países que colindan con el mar Mediterráneo es rica en grasas monoinsaturadas (MI), AGPI, fibras y pobre en AGS. Este patrón de alimentación se caracteriza por elevado consumo de alimentos de origen vegetal (cereales, frutas, verduras, leguminosas, nueces, semillas y aceitunas); moderado consumo de lácteos (principalmente quesos y yogurt bajos en grasa), huevos (no más de 4 por semana) y pescado; baja ingestión de azúcares y carne roja; moderada ingestión de alcohol (principalmente vino tinto) con las comidas. Asimismo, la principal fuente de grasa es el aceite oliva extra virgen, rico en componentes bioactivos (9).

La dieta Mediterránea es rica en sustancias antioxidantes con actividad antiinflamatoria como las grasas MI, los AGPI omega-3, polifenoles, flavonoides, fitoesteroles, vitaminas (β-caroteno, vitamina C, vitamina E) y minerales (como selenio). Uno de los principales protagonistas de este patrón de alimentación es el aceite de oliva extra virgen rico en sustancias antioxidantes, antiinflamatorias e inmunomoduladoras (9). Inclusive, Fito y cols. demostraron que el consumo de 50 ml por día de aceite de oliva virgen durante 3 semanas reducía significativamente las concentraciones de proteína C reactiva (PCR) y de IL-6 ($P=0.024$ y $P<0.002$, respectivamente) (10).

La ingestión de omega-3 se asegura con el consumo de pescados como salmón, macarela, arenque, sardinas; aceites vegetales como el de soya y canola; nueces y semillas como la linaza. De igual forma, la ingestión de polifenoles parece asociarse con cambio en la cuenta y diferenciación de células inmunes; tal es el caso del resveratrol que se encuentra en las uvas rojas, el cual es capaz de regular la respuesta inmune innata y adaptativa de manera dosis-dependiente (9,11).

Otros patrones de alimentación

En estudios observacionales los patrones de alimentación que se han asociado positivamente a biomarcadores de inflamación, principalmente PCR, son los patrones occidentales basados en el consumo de carne roja, carnes procesadas, dulces, cereales refinados y cerveza. Mientras que los patrones "saludables" basados en verduras, frutas, cereales integrales y pescado, tienden a asociarse inversamente. Respecto a biomarcadores antiinflamatorios como la adiponectina, se han encontrado asociaciones positivas con patrones de alimentación basados en verduras, frutas, pescado, cereales integrales, lácteos descremados y reducidos en azúcares. La dieta DASH (Dietary Approaches to Stop Hypertension) es un patrón de alimentación que recomienda el consumo de estos alimentos y que podría asociarse con actividad antiinflamatoria, sin embargo se requiere de más estudios que evalúen el impacto de diferentes patrones de alimentación sobre la respuesta inmune, así como los mecanismos asociados a ello (12,13).

Recomendaciones de alimentación durante la pandemia por COVID-19

De acuerdo con la evidencia actualmente disponible, se establecen las siguientes recomendaciones dietéticas para orientar de manera general a la población (14,15):

1. Incluir al menos cinco porciones por día de frutas y verduras (mínimo 3 de verduras y 2 de frutas), de preferencia eligiendo las que son ricas en los nutrimentos inmunomoduladores revisados anteriormente. Por lo general, las frutas que se comen con cáscara presentan mayor contenido de fibra y menor IG. Los frutos rojos son buenas opciones. Preferir el consumo de verduras crudas para evitar la pérdida de distintos micronutrimentos y no incrementar su IG.

2. Establecer horarios fijos de alimentación para las tres comidas principales del día. Dependiendo de las características de los pacientes, podrán indicarse colaciones que sean a base de verduras o alimentos ricos en grasas insaturadas o proteína, como oleaginosas, aguacate, yogurt o quesos bajos en grasa. Evitar "picar" entre comidas, especialmente alimentos procesados ricos en almidones, azúcares simples, grasas saturadas, grasas trans y sodio.
3. Mantener una hidratación adecuada, incrementando el consumo de agua simple.
4. Combinar los diferentes grupos de alimentos en los tiempos de comida principales, recomendando el consumo de cereales integrales, leguminosas, carnes blancas (principalmente pescados ricos en omega-3 al menos 2 veces a la semana), lácteos descremados, oleaginosas, aceites vegetales en crudo (especialmente aceite de oliva por su alto contenido de ácido oleico que tiene propiedades antiinflamatorias).
5. Evitar tomar suplementos indiscriminadamente, en especial las vitaminas liposolubles que pueden generar efectos tóxicos a dosis altas. Estos deben de ser prescritos por un profesional de la salud capacitado y apegándose al esquema de dosis y temporalidad establecidas. Los pacientes deben de comprender que los beneficios de la nutrición se obtienen dentro de un patrón de alimentación en donde se combinan diferentes alimentos ricos en múltiples nutrimentos que ejercen efectos sinérgicos.

El hecho de reducir la frecuencia con la que se asistía a los lugares en donde se adquieren y/o consumen los alimentos del día a día, influye también en los hábitos de alimentación de la población, ya que la preparación de los alimentos depende de las habilidades y conocimientos de cocina y nutrición, preferencias y motivación de las personas. Además, el comprar mayor cantidad de alimentos industrializados en lugar de alimentos frescos o "naturales" se entiende en un contexto en el que se obtienen insumos por conveniencia, disponibilidad, costo y tiempo de conservación. Sin embargo, generalmente los alimentos procesados presentan una pérdida importante de componentes benéficos como fibra, antioxidantes, ácidos grasos esenciales, vitaminas, minerales y otros compuestos bioactivos y se incrementa el contenido de azúcares y almidones de rápida digestión, sodio, conservadores, grasas trans y productos finales de glicación avanzada (16).

Por lo anterior, se establecen las siguientes recomendaciones que se pueden brindar a los pacientes al momento de adquirir sus alimentos (17–19):

1. Comprar, preferentemente alimentos en línea con entrega a domicilio. En caso de asistir al supermercado, tomar todas las medidas sanitarias recomendadas como mantener la sana distancia, el uso de cubrebocas y sanitizantes. Se recomienda incrementar las compras en negocios locales y/o de productos locales, evitando los grandes supermercados.
2. Planificar con anticipación las compras, haciendo una lista de los alimentos que deben de adquirirse de acuerdo con los platillos que se prepararán de forma semanal o quincenal, y así permanecer el menor tiempo posible en la tienda.

3. Adquirir de alimentos que no sean tan fácilmente perecederos para evitar tener que adquirir insumos frecuentemente, sin caer en la compra excesiva de productos que no se utilizarán. Evitar la compra de platillos preparados y/o congelados, prefiriendo otras alternativas como frutas y verduras congeladas, cereales (pasta, arroz, avena), leguminosas, carnes congeladas no procesadas, huevo, leche descremada, etc.
4. Evitar comprar alimentos ricos en calorías "vacías" que estarán disponibles con facilidad en casa y que promueven el sobreconsumo de energía.
5. Limpiar los productos adquiridos con una toalla desinfectante y lavar o desinfectar frutas y verduras.

Hasta el momento no existe evidencia que sugiera que el virus SARS-CoV-2 pueda transmitirse a través de los alimentos o el empaque de los alimentos, sin embargo, debe evitarse el compartir alimentos y bebidas con otras personas. La preparación de los alimentos se debe de llevar a cabo con un lavado de manos adecuado y frecuente, desinfectando todas las superficies, espacios y utensilios, cocinando completamente los alimentos alcanzando una temperatura de 70°C para favorecer la eliminación de posibles microorganismos patógenos presentes y manteniendo por separado los alimentos crudos de los que ya fueron cocinados. A pesar de que el virus SARS-CoV-2 puede sobrevivir un periodo corto de tiempo en el agua, no se ha identificado la presencia del virus en el agua potable que ya llevó un tratamiento adecuado para ser de consumo humano (19–21).

Es sumamente importante incluir en las recomendaciones del estilo de vida, la realización de actividad física que sea posible por todos los beneficios que brinda no solo en el control de peso, diabetes y salud cardiovascular, sino porque también ayuda a reducir el estrés, mejorar la calidad del sueño y el estado de ánimo. De igual forma, es ideal evitar el tabaquismo y cuidar la salud mental manteniendo un pensamiento positivo. Todas estas recomendaciones para mejorar la calidad de la alimentación y lograr un estilo de vida saludable se representan en la figura 8-2.

Conclusiones

A pesar de que existen ciertas recomendaciones para mejorar la actividad del sistema inmunológico a manera de prevención frente a un proceso inflamatorio por una posible infección, es importante recalcar que no existe ningún nutrimento o alimento que pueda tratar o curar la infección causada por el virus SARS-CoV-2. No obstante, múltiples artículos científicos publicados recientemente recalcan el papel de la alimentación como un factor protector importante contra la COVID-19; recomendándose incluir en la dieta las diferentes intervenciones nutricionales que se han estado mencionando en este libro.

El papel de la alimentación durante esta pandemia es esencialmente promover un estilo de vida saludable, cumpliendo con todas las características de la dieta correcta que conocemos desde siempre, es decir, una dieta adecuada, equilibrada, completa, variada, suficiente e inocua. Por lo tanto, es importante resaltar la labor del especialista en nutriología; para que a pesar del contexto mundial, se brinden a través de herramientas como la consulta virtual, recomendaciones adecuadas e individualizadas a las características de cada paciente, teniendo especial atención en aquellos que tengan factores de riesgo que los hacen más susceptibles de presentar complicaciones o mortalidad por COVID-19.

Referencias

1. Im JH, Je YS, Baek J, Chung M-H, Kwon HY, Lee J-S. Nutritional status of patients with coronavirus disease 2019 (COVID-19). Int J Infect Dis. 2020;S1201-9712(20)30647-0.
2. Morais AH de A, Aquino J de S, Silva-Maia JK da, Vale SH de L, Maciel BLL, Passos TS. Nutritional status, diet and viral respiratory infections: perspectives for SARS-CoV-2. Br J Nutr. 2020;1–32.
3. Lidoriki I, Frountzas M, Schizas D. Could nutritional and functional status serve as prognostic factors for COVID-19 in the elderly? Med Hypotheses. 2020;144:109946.
4. Cancello R, Soranna D, Zambra G, Zambon A, Invitti C. Determinants of the Lifestyle Changes during COVID-19 Pandemic in the Residents of Northern Italy. Int J Environ Res Public Health. 2020;17(17):E6287.
5. Bracale R, Vaccaro CM. Changes in food choice following restrictive measures due to Covid-19. Nutr Metab Cardiovasc Dis. 2020;30(9):1423–6.
6. Butler MJ, Barrientos RM. The impact of nutrition on COVID-19 susceptibility and long-term consequences. Brain Behav Immun. 2020;87:53–4.

7. Childs CE, Calder PC, Miles EA. Diet and immune function. Nutrients. 2019;11(8):1933.
8. Tosti V, Bertozzi B, Fontana L. Health Benefits of the Mediterranean Diet: Metabolic and Molecular Mechanisms. Journals Gerontol - Ser A Biol Sci Med Sci. 2018;73(3):318–26.
9. Barrea L, Muscogiuri G, Frias-Toral E, Laudisio D, Pugliese G, Castellucci B, et al. Nutrition and immune system: from the Mediterranean diet to dietary supplementary through the microbiota. Crit Rev Food Sci Nutr. 2020;1–25.
10. Fitó M, Cladellas M, de la Torre R, Martí J, Muñoz D, Schröder H, et al. Anti-inflammatory effect of virgin olive oil in stable coronary disease patients: A randomized, crossover, controlled trial. Eur J Clin Nutr. 2008;62(4):570–4.
11. Alissa EM, Ferns GA. Dietary fruits and vegetables and cardiovascular diseases risk. Crit Rev Food Sci Nutr. 2017;57(9):1950–62.
12. Barbaresko J, Koch M, Schulze MB, Nöthlings U. Dietary pattern analysis and biomarkers of low-grade inflammation: A systematic literature review. Nutr Rev. 2013;71(8):511–27.
13. Boynton A, Neuhouser ML, Wener MH, Wood B, Sorensen B, Chen-Levy Z, et al. Associations between healthy eating patterns and immune function or inflammation in overweight or obese postmenopausal women. Am J Clin Nutr. 2007;86(5):1445–55.
14. World Health Organization. Nutrition advice for adults during the COVID-19 outbreak [Internet]. 2020.

Available from: http://www.emro.who.int/nutrition/nutrition-infocus/nutrition-advice-for-adults-during-the-covid-19-outbreak.html

15. Academia Española de Nutrición y Dietética, Consejo General de Colegios Oficiales de Dietistas-Nutricionistas de España. Recomendaciones de alimentación y nutrición para la población española ante la crisis sanitaria del COVID-19. 2020.
16. Mozaffarian D. Dietary and Policy Priorities for Cardiovascular Disease, Diabetes, and Obesity: A Comprehensive Review. Circulation. 2016 Jan 8;133(2):187–225.
17. U.S. Food and Drug Administration. Shopping for Food During the COVID-19 Pandemic - Information for Consumers [Internet]. 2020. Available from: https://www.fda.gov/food/food-safety-during-emergencies/shopping-food-during-covid-19-pandemic-information-consumers
18. American Society for Nutrition, Byrd-Bredbenner C, Eck K, Maurer-Abbot J. Making Health and Nutrition a Priority During the Coronavirus (COVID-19) Pandemic [Internet]. 2020. Available from: https://nutrition.org/making-health-and-nutrition-a-priority-during-the-coronavirus-covid-19-pandemic/
19. Coelho-Ravagnani C, Campos Corgosinho F, Ziegler Sanches F, Marques Maia Prado C, Laviano A, Mota J. Dietary recommendations during the COVID-19 pandemic. Nutr Rev. 2020;nuaa067.

20. Academy of Nutrition and Dietetics. Coronavirus (COVID-19) [Internet]. 2020. Available from: https://www.eatright.org/coronavirus
21. World Health Organization. Five keys to safer food manual. Geneva, Suiza: WHO Department of Food Safety, Zoonoses and Foodborne Diseases; 2006. 28 p.

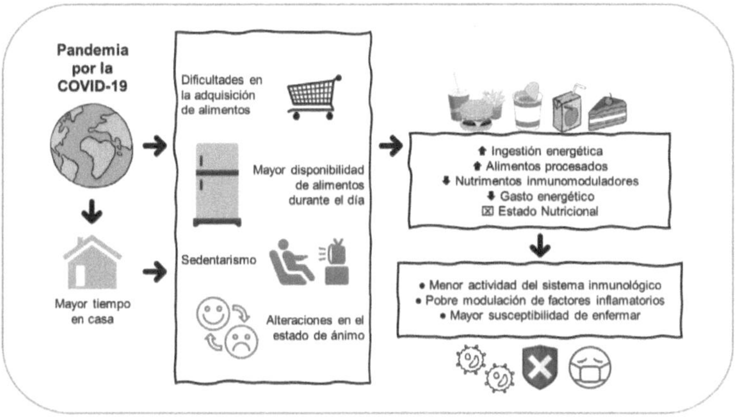

Figura 8-1. Impacto de la pandemia por la COVID-19 en la alimentación a través de distintos factores y sus posibles consecuencias. COVID-19: enfermedad por coronavirus 2019.

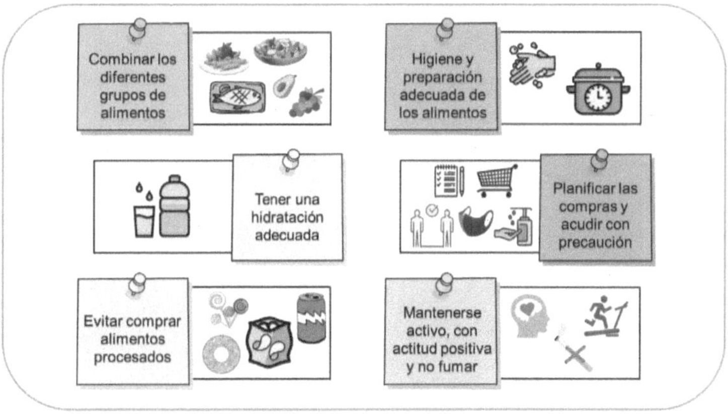

Figura 8-2. Recomendaciones para lograr una alimentación y estilo de vida saludable durante la pandemia por la COVID-19.

Made in United States
Troutdale, OR
11/03/2026

56844635R00096